AF203261

Sabine Balzer · Thomas Mischkowitz

Lernaufgaben für die lernfeldorientierte Ausbildung in den Pflegeberufen

Sabine Balzer · Thomas Mischkowitz

Lernaufgaben für die lernfeldorientierte Ausbildung in den Pflegeberufen

Eine praktische Handlungsanweisung

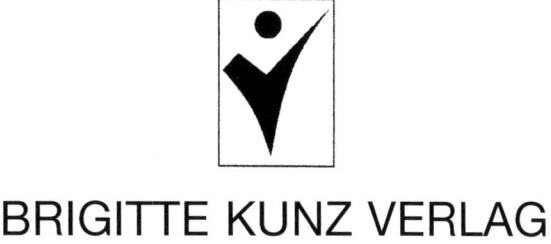

BRIGITTE KUNZ VERLAG

Bibliografische Information der Deutschen Nationalbibliothek
Die Deutsche Nationalbibliothek verzeichnet diese Publikation in der Deutschen Nationalbibliografie;
detaillierte bibliografische Daten sind im Internet über http://dnb.ddb.de abrufbar.

ISBN 978-3-89993-451-9

Autoren
Sabine Balzer
Felderhof 92
40880 Ratingen

Thomas Mischkowitz
Nordstraße 16
42781 Haan

Sabine Balzer ist Krankenschwester und Lehrerin für Pflege an der Schule für Gesundheits- und Krankenpflege am Evangelischen Krankenhaus Mettmann. Sie studiert derzeit Pflegepädagogik an der Fach-
hochschule Osnabrück.

Thomas Mischkowitz ist Krankenpfleger, Lehrer für die Primarstufe und Lehrer für Pflege. Er ist seit über
zehn Jahren Leiter der Schule für Gesundheits- und Krankenpflege am Evangelischen Krankenhaus
Mettmann und studiert derzeit Erziehungswissenschaft, Politikwissenschaft und Psychologie.

Mehr wissen – besser pflegen!

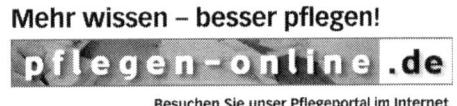

Besuchen Sie unser Pflegeportal im Internet.

© 2007 Schlütersche Verlagsgesellschaft mbH & Co. KG, Hans-Böckler-Allee 7, 30173 Hannover

Alle Rechte vorbehalten. Das Werk ist urheberrechtlich geschützt. Jede Verwertung außerhalb der ge-
setzlich geregelten Fälle muss vom Verlag schriftlich genehmigt werden.
Die im Folgenden verwendeten Personen- und Berufsbezeichnungen stehen immer gleichwertig für
beide Geschlechter, auch wenn sie nur in einer Form benannt sind.
Ein Markenzeichen kann warenrechtlich geschützt sein, ohne dass dieses besonders gekennzeichnet
wurde.

Satz: PER Medien+Marketing GmbH, Braunschweig
Druck und Bindung: KN Digital Printforce, Erfurt

Inhalt

Vorwort

»... je mehr Zeigefingerpädagogik, desto mehr Vermeidungsreaktionen

... je mehr Wissensstoff, desto weniger Einsichten

... je mehr Tadel, desto weniger Wirkung

... je mehr der Lehrer redet, desto weniger hören die Schüler zu...«

(*Paul Watzlawick*, zit.n. *Siebert* 2003, S. 26 f.)

Das seit 2004 geltende Krankenpflegegesetz stellte uns, wie alle anderen Schulen für Gesundheits- und Krankenpflege, vor die Aufgabe, das bestehende schulinterne Curriculum an die neuen Bedingungen anzupassen. Dabei handelte es sich letztlich um eine umfassende Neukonstruktion der theoretischen und praktischen Ausbildung.

Bei der Umsetzung wurde schnell klar, dass diese vielfältigen, sowohl inhaltlichen als auch methodischen Veränderungen im Bereich des theoretischen Unterrichts nur dann erfolgreich im Sinne einer verbesserten beruflichen Handlungskompetenz wirken können, wenn es gelingt, sie in die praktischen Lernorte zu transportieren. Das Gesetz und die Ausbildungs- und Prüfungsordnung geben hierbei Hinweise auf den organisatorischen Rahmen. Sie fordern z.B. eine entsprechende Zusatzqualifikation der Praxisanleiter und eine Praxisbegleitung durch die Mitarbeiter der Schulen. Die konkrete Gestaltung dieses Transferprozesses ist aber Aufgabe der einzelnen Schulen.

Es ging also darum, Instrumente zu entwickeln, mit denen fachliche, methodische, personale und sozial-kommunikative Kompetenzen im Praxisfeld erzeugt werden können. So kamen wir zu der Formulierung und Implementierung der hier vorgestellten Lernaufgaben. Sie sollen helfen, fachliche Inhalte in praktisches Pflegehandeln zu übertragen und den Gebrauchswert von theoretisch Gelerntem sichtbar zu machen. Erst die Anwendung und Reflexion von theoretischen Fachkenntnissen in konkreten Praxissituationen am Patienten machen den Lernprozess vollständig.

Nicht zuletzt verstehen wir unsere Bemühungen auch als unseren Beitrag zur Steigerung der Pflegequalität. Dabei geht es sowohl um die angeschlossenen Krankenhäuser und sonstigen Pflegeinstitutionen als auch individuell um jeden einzelnen Schüler.

In diesem Sinn möchte Ihnen das vorliegende Buch ein Wegweiser sein und praktische Hilfestellungen für den Alltag am Lernort Praxis aufzeigen. Da für Anleitungen oftmals nur sehr wenig Raum vorgesehen ist, bieten die Lernaufgaben auf der Handlungsebene eine konkrete Hilfestellung für Praxisanleiter und Schüler. Die folgenden Lernaufgaben sind so konzipiert, dass sie sowohl für die Ausbildung von Gesundheits- und Krankenpflegern als auch für die Ausbildung von Altenpflegern geeignet sind.

In der Begegnung mit der Pflegepraxis kann so theoretisches Wissen verarbeitet und nutzbar gemacht werden. Da Pflege sich nicht in standardisierbare Problemsituationen einteilen lässt, sind die Lernaufgaben offen und modifizierbar gestaltet. Sie können in der vorliegenden Form eingesetzt werden, sie können aber auch als eine Art Steinbruch benutzt werden, aus dem man sich das heraussucht, was aktuell benötigt wird und was der Situation und dem Leistungsstand des jeweiligen Schülers angemessen ist.

Wir hoffen sehr, Sie können im Alltag viel mit unseren Ideen anfangen.

Ratingen, Haan,   Sabine Balzer
im März 2007   Thomas Mischkowitz

Einführung

»Der einzige Mensch, der sich vernünftig benimmt, ist mein Schneider. Er nimmt jedes Mal neu Maß, wenn er mich trifft, während alle anderen immer die alten Maßstäbe anlegen, in der Meinung, sie passten auch heute noch.«
(George Bernard Shaw)

Das Gesundheitswesen unterliegt derzeit einem Wandel wie kaum ein anderer Sektor unserer Gesellschaft. Die Arbeitssituation des Pflegepersonals der Alten-, Gesundheits- und Krankenpflege sowie der Gesundheits- und Kinderkrankenpflege ist gekennzeichnet durch ständig neue, sich verändernde Pflegesituationen. Faktoren wie Multimorbidität, der Anstieg chronischer Erkrankungen, innovative Technologien, fortwährend neue Erkenntnisse aus Pflegewissenschaft und Forschung, erhöhtes Bestreben der Integration der Angehörigen in die Pflege, intensivste Bemühungen um eine individuelle, ressourcenorientierte Pflege nehmen Einfluss auf den beruflichen Alltag der Pflegepersonen.

Pflegende müssen lernen, sich in den ständig wandelnden Prozessen des Gesundheitssystems zurechtzufinden und sich jeweils neu zu orientieren. Diese Situation stellt einen sehr hohen Anspruch an die Pflegeschulen. Demnach muss das Ziel der Bildungsstätten heutzutage darauf ausgerichtet sein, die Auszubildenden handlungsfähig und handlungskompetent zu machen. Um den Anforderungen der beruflichen Realität gewachsen zu sein, müssen Pflegende ein Bündel verschiedenster elementarer Fähigkeiten und Fertigkeiten erwerben. Eine handlungsfähige und damit professionelle Pflegeperson muss in der Lage sein, alle Situationen und Probleme im beruflichen Alltag eigenständig, eigenverantwortlich, durchdacht, geplant, zielgerichtet und bewusst anzugehen und diese sach- und fachgerecht, ethisch vertretbar und patientenorientiert zu lösen.

Die Pflegeschulen müssen ihre Auszubildenden auf diese berufliche Realität vorbereiten, die durch große Komplexität und ständigen Wandel bestimmt ist. Die Informationen, die heute noch den wissenschaftlichen Erkenntnissen entsprechen, können morgen bereits veraltet sein. Es besteht demnach ein hoher Bedarf an relativ wandlungsresistenten Fähigkeiten, die den sich rasant entwickelnden Anforderungen des Berufslebens gerecht werden. Hierzu gehören insbesondere jene Fähigkeiten, die es ermöglichen, den beruflichen Anforderungen durch eigenverantwortliches und selbstständiges Weiterlernen gerecht zu werden und auf nicht vorher bestimmbare Situationen kompetent reagieren zu können.

Das Erwerben beruflicher Handlungskompetenz ist ein lebenslanger Prozess, der mit dem Eintritt in die Berufsausbildung beginnen muss (vgl. *Geppert, Geppert* 2005, S. 5–51). Gleichwohl sollen Auszubildende als Person gestärkt werden. Es soll ihnen ein Lernen ermöglicht werden, das sie und ihre Arbeits- und Lebenswelt ernst nimmt, ihnen Selbst- und Mitbestimmungsräume eröffnet und somit berufliche Mündigkeit zum Ziel hat (*Walter* 2006, S. 389).

Das Lernfeldkonzept stellt hier einen Lösungsansatz dar, der davon ausgeht, dass durch den stärkeren Berufs- und Handlungsbezug am Lernort Theorie die Anwendung von Wissen im beruflichen Tätigkeitsfeld erleichtert und der Erwerb von Handlungskompetenz als übergeordnetes Ziel der beruflichen Bildung unterstützt wird (*Stöhr* 2005, S. 14). Seit 1996 gilt für die Ausbildungsberufe im Berufsbildungssystem das Lernfeldkonzept (vgl. *Muster-Wäbs, Ruppel, Schneider* 2005). Die Pflegeausbildungen gehören als Schulen des Gesundheitswesens mehrheitlich nicht dem öffentlichen Berufsbildungssystem an (*Bohrer* 2005, S. 134 f.). Hier fordern die Ausbildungs- und Prüfungsverordnungen sowohl für die Altenpflege (Mai 2001) als auch für die Gesundheits- und Krankenpflege (Juli 2003) eine Auseinandersetzung mit diesem Thema.

Das Lernfeldkonzept orientiert sich an beruflichen Arbeitsprozessen und richtet sich verstärkt an der betrieblichen Realität aus (vgl. *Schneider* 2005, S. 23–43). Die Orientierung an beruflichen Handlungsabläufen und das Ziel der beruflichen Handlungskompetenz implizierten eine fortwährende Abstimmung zwischen theoretischer und praktischer Ausbildung. Eine Möglichkeit der Umsetzung ist die Erstellung von Lernaufgaben, die im Folgenden ausführlicher beschrieben werden.

Die Bearbeitung von Lernaufgaben, wie sie in diesem Buch vorgestellt werden, bietet eine erfolgversprechende Möglichkeit, um diesen Anforderungen gerecht zu werden.

1 Standortbestimmung

Der Erwerb pflegeberuflicher Handlungskompetenz durch komplexes Lernen an zwei Lernorten erfordert besonders für die Situation des praktischen Lernens effektive Unterstützung. Der Weg zum Erlernen einer professionellen Berufsausübung muss in der Praxis zielgerichtet und lernfördernd gestaltet werden (*Caritas-Gemeinschaft für Pflege und Sozialberufe e.V.* 2003, S. 39).

Auch das Landesinstitut für Schule und Weiterbildung (1993, S. 9) schreibt der Methode der Lernaufgaben das Ziel zu, den Lernenden die Entwicklung einer möglichst umfassenden Handlungsfähigkeit zu ermöglichen. Hier werden Lernaufgaben definiert als »*im Curriculum verankerte, fächerübergreifende Aufgaben, die den Schülern ein selbstorganisiertes und selbstverantwortetes Lösungshandeln abverlangen*« (a. a. O.). Zentraler Gesichtspunkt ist die Aktivierung eines umfassenden Wissens- und Könnensrepertoires. Die Verantwortung für die Aufrechterhaltung und Organisation des Lernprozesses liegt in der Hand der Lernenden selbst.

Pätzold (1997, S. 81) formuliert in diesem Zusammenhang die folgenden **Anforderungen an Lernaufgaben**:

- Lernaufgaben sollen für eine sinnvolle Lösung eine neue Kombination und Verwendung von bekannten Wissens- und Könnenselementen notwendig machen.
- Sie sollen zur Überprüfung und gegebenenfalls Überarbeitung von routinierten Praxisabläufen herausfordern.
- Sie sollen dazu beitragen, dass die bestehenden Handlungsbedingungen umfassender wahrgenommen werden.
- Sie sollen außerdem die selbstständige Erarbeitung bzw. Erhebung von handlungsrelevanten Informationen über Sachverhalte und Handlungsbedingungen nötig machen.

Vor diesem Hintergrund haben wir die hier vorliegenden Lernaufgaben in der Schule für Gesundheits- und Krankenpflege am Evangelischen Krankenhaus Mettmann entwickelt.
In diesem Zusammenhang sei noch einmal darauf hingewiesen, dass die inhaltliche und strukturelle Gestaltung der Lernaufgaben eine Umsetzung **sowohl in der Gesundheits- und Krankenpflege als auch in der Altenpflege** ermöglicht. Wird im Folgenden vorwiegend von der Gesundheits- und Krankenpflege gesprochen, so ist in jedem Fall auch immer der Bezug zur Altenpflege impliziert.

1.1 Gesetzlicher Rahmen

Das Gesetz über die Berufe in der Krankenpflege (KrPflG 2003) und deren Ausbildungs- und Prüfungsverordnung (KrPflAPrV 2003) regelt die praktische Ausbildung der Schüler/-innen. Gemäß KrPflG 2003, § 3 und § 4, Abs. 3 Satz 4, Abs. 5 trägt der Lernort Schule, in Person der Schulleitung, die Gesamtverantwortung für die Organisation und Koordination der theoretischen und praktischen Ausbildung. Diese Gesamtverantwortung schließt mit Blick auf das Ausbildungsziel die letztendliche Zuständigkeit für die praktische Ausbildung mit ein. Damit wird auch die Bedeutung der Lernortkooperation formal und inhaltlich insofern betont, als dass eine umfassende und innere Vernetzung des Lernens zwischen dem Lernort Schule und dem Lernort Praxis unabdingbar ist (*Brinker-Meyendriesch* 2003, S. 10).

Die Ausbildung in der Altenpflege wird durch das Gesetz über die Berufe in der Altenpflege (AltPflG) vom 17. November 2000 (BGBL, 50, 1513 ff.) und die Ausbildungs- und Prüfungsverordnung für den Beruf der Altenpflegerin und des Altenpflegers (AltPflAPrV) vom 11. Mai 2001 (Neufassung trat am 1. August 2003 in Kraft) geregelt (*Schneider* et al. 2005, S. 4).

Die Auseinandersetzung sowohl mit dem Krankenpflegegesetz als auch mit dem Altenpflegegesetz und den entsprechenden Ausbildungs- und Prüfungsverordnungen in den derzeit geltenden Fassungen zeigen, dass unter Berücksichtigung des demografischen Wandels und der weitgreifenden Veränderungen im gesamten Gesundheitssystem entsprechende umfangreiche Anpassungen im Rahmen der Strukturierung der beruflichen Ausbildung erforderlich sind.

Besserungen im Aufgabenprofil und Neuerungen in der theoretischen und praktischen Ausbildung sollen berufliche Handlungskompetenz vermitteln (vgl. *Bohrer* 2005, 130 ff.). Statt des bisherigen Fächerkatalogs sind die Inhalte des theoretischen und praktischen Unterrichts in fächerübergreifenden und handlungsorientierten Themenbereichen (KrPflAPrV 2003) und Lernfeldern (AltPflG) dargestellt, die sich wiederum an beruflichen Aufgaben- und Problemstellungen orientieren.

In der Ausbildungs- und Prüfungsverordnung für den Beruf des Altenpflegers wird ebenfalls der theoretische und praktische Unterricht in vier Lernbereiche gegliedert, denen insgesamt 14 Lernfelder zugeordnet sind (*Schneider* et al. 2005, S. 13).

Auch wenn Themenbereiche nicht mit Lernfeldern verglichen werden können, da sie andere Ziele verfolgen und in einem anderen Begründungskontext entstanden sind, können durchaus Gemeinsamkeiten entdeckt werden (vgl. Gegenüberstellung in *Schneider* 2005, S. 21 f.). Diese Gemeinsamkeiten haben uns bewogen, eine generalistische Formulierung der Lernaufgaben vorzunehmen. Die bewusste Orientierung an den gesetzlichen Vorgaben beinhalten daher keine Bindung an Rahmenrichtlinien oder Curricula und lassen eine bundesweite Verwendung zu.

In einigen Bundesländern sind in der Zwischenzeit ergänzende Regelungen in Kraft gesetzt worden. In NRW z.B. wird die Umsetzung der Anforderungen des Krankenpflegegesetzes und der Ausbildungs- und Prüfungsverordnung über die Richtlinie für die Ausbildung in der Gesundheits- und Krankenpflege sowie in der Gesundheits- und Kinderkrankenpflege konkretisiert und sichergestellt (vgl. *Rüller* 2004, S. 4). Auch hier erfolgt ein Rückgriff auf das Lernfeldkonzept, durch das der Transfer von schulisch erworbenen Kenntnissen und Fähigkeiten in die Praxis gefördert werden soll.

Wissen darf nicht träge bleiben, Wissen muss Auswirkungen auf das Handeln haben. Die zu unterrichtenden Inhalte richten sich demnach explizit nach den Erfordernissen der beruflichen Realität (vgl. *Schneider* 2003, S. 84).

Obwohl die Stundenzahl für die praktische Ausbildung zugunsten der Theorie um 500 Stunden reduziert wurde, impliziert die Anlehnung an das Lernfeldkonzept eine Aufwertung der praktischen Ausbildung in der Form, dass die Auswahl der Inhalte auf die Praxisdisziplin Pflege zu beziehen ist (vgl. *Caritas-Gemeinschaft für Pflege- und Sozialberufe e.V.* 2003, S. 22).

1.2 Curriculare Grundlagen

In Anlehnung an die Richtlinie für die Ausbildung in der Gesundheits- und Krankenpflege (2003) muss die Verbindung von Theorie und Praxis u.a. durch die Formulierung von Lernaufgaben für die praktische Ausbildung sichergestellt werden. Die Lernaufgaben sollen in einem engen zeitlichen Zusammenhang mit der Vermittlung der entsprechenden Lerneinheiten stehen, so dass die Lernprozesse optimiert werden (vgl. *Ministerium für Gesundheit, Soziales, Frauen und Familie des Landes NRW* 2003). Dieses Prinzip der didaktischen Parallelität versteht sich als bestmögliche Vorgehensweise und muss unter Berücksichtigung der organisatorischen und institutionellen Bedingungen möglichst gut umgesetzt werden.

Ganz entscheidend ist in diesem Zusammenhang eine gute Kooperation mit den Praxisanleitern am Lernort Praxis. Dafür muss sowohl die Implementation des Konzepts der Lernaufgaben als auch deren konkrete Bearbeitung im Praxiseinsatz von den Mitarbeitern der Schule intensiv begleitet werden. Diese enge organisatorische und inhaltliche Abstimmung ist wichtig, weil die jeweiligen Lernprozesse erst nach dem Transfer in das berufliche Praxisfeld vollständig sind. Die Lernaufgabe gehört zum Lernprozess, sie transportiert Kenntnisse und Fähigkeiten aus dem Unterricht in den Bereich der Pflegeinterventionen am Patienten. Die abschließende Reflexion führt dann zur verinnerlichten kompletten Handlung. Hier wird u.a. der Patientenbezug des pflegerischen Handelns thematisiert, wodurch die Lernelemente »Wissen« und »Erfahrung« nicht isoliert nebeneinander stehen bleiben, sondern integriert werden. Damit steigen die Chancen, dass die Schüler die so erworbenen Kompetenzen auch in anderen Situationen abrufen und individuell angepasst einsetzen können. Aus diesem Grund steigt die Aussagekraft von Lernerfolgskontrollen, die berufliche Handlungskompetenz ermitteln sollen, wenn sie im Anschluss an die Bearbeitung und Besprechung der jeweiligen Lernaufgaben durchgeführt werden.

Für alle hier vorgestellten Lernaufgaben gilt, dass sie je nach Einsatzzeitpunkt und Lern- und Leistungsstand des jeweiligen Schülers variiert werden können. Da oft Lerninhalte auch von anderen als den direkt zugeordneten Lerneinheiten für die Bearbeitung erforderlich sind, ist es sinnvoll und möglich, die Aufgabenstellungen entsprechend anzupassen. Wenn beispielsweise die Lerneinheiten zur Beratung und Gesprächsführung noch nicht im Unterricht besprochen worden sind, können diese Teilaufgaben zunächst weggelassen werden.

Die von uns vorgenommene Zuordnung der Lernaufgaben zu den einzelnen Ausbildungsjahren ist selbstverständlich nur als Vorschlag zu verstehen. Sie hängt letztlich von den curricularen Vorgaben der jeweiligen Ausbildungsstätte ab.

1.3 Didaktische und pflegetheoretische Standortbestimmung

Die im Krankenpflegegesetz geforderte pflegewissenschaftliche Ausrichtung wird umgesetzt, indem die zu unterrichtenden Inhalte stets auf der Grundlage einer Pflegetheorie unterrichtet werden. Die Pflegewissenschaft wird also in das Lehren und Lernen integriert. Da es kaum möglich ist, sämtliche Pflegetheorien, -modelle und -konzepte im Verlauf der Ausbildung zu thematisieren, haben wir uns für eine exemplarische Vorgehensweise entschieden. Dabei ist stets der Bezug zu den praktischen Handlungsfeldern zu berücksichtigen. Pflegehandlungen werden demnach auf pflegewissenschaftlicher Basis prozesshaft unter Berücksichtigung einer salutogene-

tischen Orientierung (Tipp: Bundeszentrale für gesundheitliche Aufklärung: Was erhält Menschen gesund? *Antonovskys* Modell der Salutogenese) geplant und durchgeführt.

Die Lernaufgaben in diesem Buch orientieren sich pflegetheoretisch vor allem am Modell der multidimensionalen Patientenorientierung von *Wittneben* und fachdidaktisch an den Prinzipien einer kritisch-konstruktiven Pflegedidaktik (vgl. *Wittneben* 2003, S. 12). Das übergeordnete Bildungsziel von Emanzipation und Mündigkeit, ausgedrückt durch Selbstbestimmungs-, Mitbestimmungs- und Solidaritätsfähigkeit, richtet sich nach der von *Klafki* (1996) entwickelten, bildungstheoretisch fundierten kritisch-konstruktiven Leitlinie (vgl. *Wittneben* 2003, S. 12).

Vor diesem Hintergrund soll vor allem die Persönlichkeitsentwicklung in Form einer politischen und gesellschaftlichen Mitverantwortung gefördert werden. Zentraler Aspekt ist dabei die Entwicklung einer rationalen Diskursfähigkeit, bei der die Fähigkeit zur Begründung und Reflexion von beruflichem Handeln eine übergeordnete Rolle spielt. So kann Pflege als Profession etabliert werden und der pflegerisch Handelnde kann seine pflegerische Handlungskompetenz kontinuierlich erweitern (siehe auch *Klafki* 1996, S. 20 ff.).

2 Zielsetzung

Die Bearbeitung der Lernaufgaben soll dazu beitragen, dass die Schüler vermitteltes Fachwissen in Form von Regeln, Prinzipien, Konzepten und Modellen in der Pflegepraxis

- vor dem Hintergrund der Besonderheit jeder Situation,
- im Hinblick auf die Individualität des Menschen mit Pflegebedarf und
- unter Beachtung der institutionellen Rahmenbedingungen

patientenorientiert anwenden können.

2.1 Pflegerische Handlungskompetenz

Die mit einem emanzipatorischen Anspruch verbundene übergreifende Zielsetzung der Ausbildungsrichtlinie (*Ministerium für Gesundheit, Soziales, Frauen und Familie des Landes NRW* 2003, S. 9) legt eine Zielorientierung am Konzept von Kompetenzen nahe.

Die Verwendung des Begriffs »Pflegerische Handlungskompetenz« ist geprägt von einer der Sache nicht zuträglichen Gebrauchsvielfalt. In der berufs- und pflegepädagogischen Literatur findet sich ein breites semantisches Feld, auf das wir hier leider nur in Ansätzen eingehen können. Die meisten Kompetenztheorien heben den Begriff der Handlungskompetenz hervor. Mit Handlungskompetenz wird ein komplexes Profil beschrieben, das verschiedene Teilkompetenzen enthält, die jedoch eher der Operationalisierung dienen, als eine wirkliche Trennung bedeuten (*Raven* 2006, S. 22 ff.). *Olbrich* (1999) beschreibt ein Modell der Kompetenzentwicklung durch Selbstevaluation und fordert eine Kompetenzentwicklung durch Ausbildung der Urteilskraft. *Benner* (1994) meint mit Kompetenzen oder Fertigkeiten das angewandte pflegerische Können in realen Praxissituationen (*Caritas-Gemeinschaft für Pflege- und Sozialberufe e.V.* 2003, S. 15 f.). *Geppert* und *Geppert* (2005) sprechen im Rahmen beruflicher Handlungskompetenz von materialen und formalen Kompetenzbereichen, denen bestimmte Kompetenzen zugeordnet sind, die sich wiederum aus Schlüsselqualifikationen zusammensetzen (vgl. *Geppert* et al. 2005 S. 13 ff.). *Wittneben* (2003) stellt ein bildungstheoretisches Konzept der pflegeberuflichen Handlungskompetenz über eine Beschreibung der Dimensionen Fachkompetenz, Personenkompetenz, Selbstkompetenz, Sozialkompetenz, Moralkompetenz, Methoden- und Lernkompetenz dar und erweitert diese auf die diesen Dimensionen zugrunde liegenden Konstitutionsbedingungen, da sie diese für eine auf Entwicklungsstufen abgestellte Kompetenzentwicklung für unabdingbar hält (vgl. *Wittneben* 2003, S. 234 ff.).

Allen Ansätzen ist gemeinsam, dass erst das Ineinandergreifen der einzelnen Bereiche berufliche Handlungskompetenz ausmacht und diese nur in einer komplexen Situation erlangt werden kann. Kompetenzen haben jedoch keine unmittelbare, empirische Erscheinungsform und können nur rekonstruktiv erschlossen werden (vgl. *Liebau* zit. n. *Olbrich* 1999, S. 23). Performanz ist die Anwendung und der Gebrauch von Kompetenz (*Erpenbeck* zit. n. *Muster-Wäbs* 2005, S. 89). Sie konkretisiert sich im Handeln. Dieses Handeln wiederum ist beobachtbar und kann damit auch reflektiert und beurteilt werden. In Lernprozessen wird also von beobachtbarer Performanz auf vorhandene Kompetenz geschlossen. Aus diesem Grund müssen Lernprozesse entsprechende Lernanlässe enthalten, an denen der Lernende seine Kompetenz entfalten kann, um Performanz zu zeigen. Die hier vorgestellten Lernaufgaben sollen entsprechende Lernanlässe bieten. Bei deren Konzeption haben wir uns auf die Kategorisierung der Ausbildungsrichtlinie NRW bezogen. Dort werden fachliche, sozial-kommunikative, methodische und personale Kompetenzen unterschieden. Das Ineinandergreifen dieser Kompetenzbereiche führt zu einer umfassenden Handlungskompetenz (*Ministerium für Gesundheit, Soziales, Frauen und Familie des Landes NRW* 2003, S. 1 ff.). Durch die Benennung der Teilkompetenzen bei jeder Lernaufgabe ist eine Übertragung auf andere Modelle leicht möglich. In Anlehnung an die KMK (Kultusministerkonferenz-Handreichung 2000) soll also eine Handlungskompetenz erreicht werden, die zur »*Bereitschaft und Fähigkeit des Einzelnen, sich in beruflichen, gesellschaftlichen und privaten Situationen sachgerecht, durchdacht sowie individuell und sozial verantwortlich zu verhalten*« führt (*Stöhr* 2005, S. 21). Zusammengefasst heißt das, dass Lernprozesse so geplant und gestaltet werden müssen, dass die Schüler als aktiv und kritisch Lernende in ihrer Handlungskompetenz gestärkt werden (*Ministerium für Gesundheit, Soziales, Frauen und Familie des Landes NRW* 2003, S. 1 ff.).

2.2 Methodologische Prinzipien

Die übergeordnete Zielsetzung der Idee der Emanzipation erfordert einen schülerorientierten Ansatz, der soziales, problemorientiertes und handlungsorientiertes Lernen voraussetzt. Wir verstehen dies als Prinzipien eines möglichst selbstbestimmten Lernens. Selbstbestimmtes Lernen ist aber nur möglich, wenn der Lehr-Lernprozess zwei Bedingungen erfüllt: Er muss zum einen bewusst an den jeweils erreichten Entwicklungsstand des Schülers, an seine Interessen, seine Sicht- und Umgangsweisen mit Sachverhalten und Problemen anknüpfen. Zum anderen sollen die Prinzipien, Strukturen und Zusammenhänge, die gelernt werden, nicht in fertiger Gestalt dargeboten werden. Die Schüler sollen vielmehr die »sachlogischen« Stufen der Entwicklung solcher Zusammenhänge entweder schrittweise aufbauend nachvollziehen oder aber analytisch rekonstruieren (vgl. *Klafki* 1996, S. 145 ff.). Vor diesem Hintergrund nähern wir uns dem Grundgedanken des exemplarischen Lehrens und Lernens, der wiederum Voraussetzung für eine erfolgreiche Umsetzung der Lernaufgaben ist. Es geht also darum, Pflegesituationen zu erschließen, die Strukturen und Prinzipien erkennen lassen, die dann von den Schülern auf andere ähnliche Situationen übertragen werden können. Genau hier liegt wiederum der Grund für die offene und komplexe Formulierung der Lernaufgaben.

3 Die praktische Lernaufgabe

Die Lernaufgaben sollen für die Schüler im Sinne eines Prozesses nachvollziehbar und ihrem Ausbildungsstand angemessen sein.

Sie umfassen jeweils eine **komplexe Situation**, die von den Praxisanleitern auf den Stationen individuell für einen Schüler konkretisiert werden kann. Die Praxisanleiter sind somit nicht auf eine bestimmte kleinschrittige Handlung festgelegt, sondern entscheiden vor Ort, in Kooperation mit dem Schüler und dem Lernort Theorie, die jeweils mögliche Form der Umsetzung der Lernaufgabe. Die Durchführung ist sowohl gebunden an ein bestimmtes Patientenklientel als auch an den Ausbildungsstand und die individuellen Fähigkeiten und Fertigkeiten des Schülers.

Die Lernaufgaben werden im Vorfeld ausführlich am Lernort Theorie mit den Schülern besprochen.

Bei der Erstellung der Lernaufgaben ist auf das Prinzip der Exemplarizität zu achten, damit die Schüler Erlerntes auf ähnliche Pflegesituationen übertragen und Transferleistungen erbringen können. Im Sinne *Benners* spielt die zeitnahe Reflexion eine große Rolle, um pflegerische Handlungskompetenz zu erreichen.

Dabei verstehen wir **Reflexion** als ein Konzept, das sowohl in der Alltagssprache als auch im Bildungsbereich angewendet wird. Der Begriff *»Reflexion«* bedeutet *»Betrachtung«* und *»über etwas nachgrübeln«*. Die Reflexion führt zu einem Überdenken abgeschlossener Handlungen und zum Erkennen von Alternativen. Reflektieren ermöglicht das Kritisieren, Testen und Rekonstruieren des eigenen Verständnisses. Eine Reflexion wird auch initiiert, wenn unangenehme Gefühle oder Gedanken aufkommen, die darauf hindeuten, dass das Wissen, das in einer speziellen Situation angewendet wird, nicht ausreicht, um die Situation zu erklären. Damit ist Reflexion der Ausgangspunkt zur Erreichung von professioneller Handlungskompetenz. In der Regel findet sie im Dialog statt.

Die **Durchführung der Reflexion** sollte sich an folgenden Grundsätzen orientieren:
- Vor der Durchführung sollten die Aspekte der Reflexion erarbeitet werden.

- Der Schüler sollte Zeit zur Vorbereitung erhalten.
- Der Praxisanleiter sollte für eine möglichst ruhige Gesprächsatmosphäre sorgen.
- Die Lernelemente, die positiv verlaufen sind, sollen besonders hervorgehoben werden.
- Danach werden die Aspekte verdeutlicht, die noch geübt und verbessert werden müssen.
- Wichtige Zusammenhänge zwischen Patientensituation, Krankheitsbild und Pflegeinterventionen sollen deutlich gemacht werden.
- Je nach Fähigkeit des Schülers soll die Ergebnissicherung in Zusammenarbeit mit dem Praxisanleiter erarbeitet werden.

Die Lernaufgaben in diesem Buch sind alle nach dem gleichen Schema aufgebaut:
Zur ersten **Orientierung** wird jede Lernaufgabe den entsprechenden Themenbereichen des Krankenpflegegesetzes und den Lernfeldern des Altenpflegegesetzes zugeordnet. Die aufgeführte Lerneinheit ist nur dann relevant, wenn in der Bildungsstätte auf der Grundlage der Richtlinie für die Ausbildung in der Gesundheits- und Krankenpflege bzw. für die Gesundheits- und Kinderkrankenpflege unterrichtet wird.

Der folgende **Kommentar** ist als Einstieg in die Thematik zu sehen. Er setzt sich mit gesellschaftlichen, politischen, wirtschaftlichen oder kulturellen Gegebenheiten auseinander und ist nicht zwingend pflegespezifisch ausgerichtet.

Die sich anschließende **Pflegesituation** ist in der Formulierung so gestaltet, dass die Praxisanleiter durch entsprechende Modifikationen individuelle, dem Ausbildungsstand der Schüler und der konkret vorliegenden Pflegesituation angemessene Aufgabenstellungen realisieren können.

Bei der **Zielsetzung** der Lernaufgaben haben wir grundsätzlich kognitive, emotionale und psychomotorische Aspekte berücksichtigt (vgl. Becker 2004, S. 68). Die aufgeführten Kompetenzen sind in Anlehnung an die oben genannte Ausbildungsrichtlinie (siehe dazu 2.1) in die Kategorien Fachkompetenz, Methodenkompetenz, Personalkompetenz und sozial-kommunikative Kompetenz eingeteilt und führen in der Gesamtheit zum Erwerb von pflegerischer Handlungskompetenz.

Im zweiten Teil der Lernaufgaben gelangt der Schüler über die **Reflexion** eigener Erlebnisse zur **praktischen Aufgabenstellung**. Dabei ist die praktische Durchführung grundsätzlich prozessorientiert gestaltet. Innerhalb des Prozesses spielen die subjektiven Informationen über einen Patienten eine übergeordnete Rolle, um in diesem Zusammenhang die Fähigkeit zu einer patientenorientierten Arbeitsweise zu schulen. Subjektive Informationen sind als Daten bzw. Schlussfolgerungen zu verstehen, die sich aus den objektiven Informationen ableiten lassen, wie z. B. Ängste und Empfindungen des Patienten aufgrund einer bestehenden Erkrankung (vgl. *Wieteck, Velleuer* 2001, S. 4). Es geht also um die Ermittlung der Bedeutung der objektiven Informationen für den Patienten.

Den Abschluss bildet das schon oben erwähnte Reflexionsgespräch.

Die Ausarbeitung der Lernaufgabe erfolgt immer schriftlich im Textzusammenhang. Sie wird sowohl von den Praxisanleitern als auch von den Lehrern am Lernort Theorie gelesen und mit den Schülern gemeinsam reflektiert.

4 Praktische Lernaufgaben für das erste Ausbildungsjahr

4.1 Lerneinheit I.1: Haut und Körper pflegen

Unterstützung und Durchführung der täglichen Körperpflege bei einem bettlägerigen Patienten

KrPflAPrV: Themenbereich 1: Pflegesituationen bei Menschen aller Altergruppen erkennen, erfassen und bewerten

APflAPrV: Lernfeld 1.3: Alte Menschen personen- und situationsbezogen pflegen

Kommentar:

Bei der Unterstützung der Körperpflege bei einem Patienten geht es nicht allein darum, den Körper zu reinigen. Vielmehr ist diese Handlung eingebettet in eine komplexe Gesamtsituation. Als Pflegeperson dringen Sie in die Intimsphäre des Menschen ein. In der konkreten Konfrontation mit dem Patienten erleben Sie einen mehr oder weniger bewussten Umgang mit Erfahrung von Fremdheit von Personen, Körpern, Gerüchen, Verhaltensweisen und Ritualen.

Pflegesituation:

Unterstützung und Durchführung der Körperpflege bei einem bettlägerigen Patienten.

Ziele:

- Die Schüler setzten sich mit dem Thema »Berührung« als zentralem Bestandteil pflegerischer Arbeit auseinander.
- Die Schüler verstehen die Komplexität einer Pflegesituation in ihren unterschiedlichen Dimensionen.
- Die Schüler führen eine patientenorientierte Körperpflege bei einem bettlägerigen Patienten unter Beachtung kommunikativer, sozialer und fachlicher Aspekte prozesshaft unter Einbeziehung pflegewissenschaftlicher Grundlagen durch.
- Die Schüler begründen die gewählten pflegerischen Interventionen.

Kompetenzen:

Die Lernaufgabe soll in erster Linie folgende Kompetenzen fördern:

- **Fachliche Kompetenz** (Hautbeobachtung, Hautpflege, aktivierende bzw. beruhigende Körperpflege, ressourcenorientiertes Pflegen, konkrete Durchführung der Körperpflege, Prinzipien der Wahrnehmungsförderung).
- **Sozial-kommunikative Kompetenz** (Pflege als Interaktion, interaktive Kompetenz, Perspektivwechsel und Empathie, Aufbau von Konflikt- und Kritikfähigkeit, Fähigkeit zur argumentativen Rede).
- **Personale Kompetenz** (Reflexionsfähigkeit, Ausgewogenheit von Nähe und Distanz, selbstständiges Arbeiten, ethisch-moralische Kompetenzentwicklung, Umgang mit Leid, Mitfühlen).

Aufgabenstellung:

1. Vorüberlegungen zur Lernaufgabe:

- Reflektieren Sie eigene Erfahrungen zu Berührung, Nähe und Distanz, Körperpflege, Kleidung, Beziehungssituationen und kulturelle Unterschiede und halten Sie Ihre Überlegungen in schriftlicher Form fest.

2. Praktische Durchführung:

- Planen Sie mit Hilfe des Praxisanleiters eine patientenorientierte, prozesshafte Körperpflege bei einem bettlägerigen Patienten. Berücksichtigen Sie dabei die Ressourcen und Bedürfnisse des Patienten.
- Führen Sie die geplanten pflegerischen Interventionen durch. Beachten Sie während der Pflegehandlung verbale und nonverbale Signale des Patienten und stimmen Sie Ihre Handlungsweise darauf ab.

▶

3. Auswertung und Reflexion:

Die Auswertung soll im Anschluss an die Pflegehandlung in Form eines offenen Gesprächs mit dem Praxisanleiter erfolgen:

- Wie erging es Ihnen während der Pflegehandlung (positive und negative Rückmeldungen)?
- Wie haben Sie sich gefühlt?
- Konnten Sie sich in die Lage des Patienten hineinversetzen?
- Haben Sie die Intimsphäre des Patienten gewahrt?
- Konnten die Pflegehandlungen wie geplant durchgeführt werden? (Ja, Nein, Begründungen).
- Welche Bedürfnisse des Patienten konnten Sie unmittelbar berücksichtigen?
- Wo gab es für Sie Probleme (Kommunikation, fachliche Fertigkeiten, emotionale Betroffenheit)?
- Reflektieren Sie Ihre Vorgehensweise. Welche Ziele haben Sie erreicht?
- Worauf werden Sie bei der Unterstützung der Körperpflege zukünftig achten?

4. Erstellen Sie im Anschluss an das Gespräch eine schriftliche Zusammenfassung der Ergebnisse unter Berücksichtigung der aufgeführten Leitfragen.

4.2 Lerneinheit I.3: Sich bewegen

Dekubitusprophylaxe: Unterstützung und Durchführung pflegerischer Interventionen zur Dekubitusprophylaxe bei einem immobilen Patienten

KrPflAPrV: Themenbereich 1: Pflegesituationen bei Menschen aller Altergruppen erkennen, erfassen und bewerten

APflAPrV: Lernfeld 1.3: Alte Menschen personen- und situationsbezogen pflegen

Kommentar:

Leben ist Bewegung. Bewegung ist die ständige Veränderung des lebenden Körpers, die sich mikrokosmisch in der stetigen Zellteilung ausdrückt, wachstumsorientiert in der menschlichen Bewegungsentwicklung erscheint und sich handlungsorientiert im individuellen Bewegungsverhalten manifestiert. Allgemeiner Bewegungsmangel und einseitige körperliche Belastungen führen zu Bewegungsdefiziten. In diesem Zusammenhang geht es nicht nur darum, die Beweglichkeit diesbezüglich eingeschränkter Menschen zu fördern und wiederherzustellen, sondern diese als Interaktionsprozess in einem sozialen Kontext zu verstehen.

Pflegesituation:

Unterstützung und Durchführung pflegerischer Interventionen zur Dekubitusprophylaxe bei einem immobilen Patienten.

Ziele:

- Die Schüler verstehen Bewegung als Kommunikations- und Interaktionsprozess im Rahmen pflegerischer Arbeit.
- Die Schüler reflektieren eigene physiologische Bewegungsabläufe und Körperhaltungen.
- Die Schüler führen patientenorientiert pflegerische Maßnahmen zur Dekubitusprophylaxe bei einem immobilen Patienten unter Beachtung kommunikativer, sozialer und fachlicher Aspekte prozesshaft unter Einbeziehung pflegewissenschaftlicher Grundlagen (u. a. Expertenstandard des DNQP zur Dekubitusprophylaxe) durch.
- Die Schüler begründen die gewählten pflegerischen Interventionen.

Kompetenzen:

Die Lernaufgabe soll in erster Linie folgende Kompetenzen fördern:

- **Fachliche Kompetenz** (physiologische Bewegungsabläufe, Dekubitusentstehung, Erkennen und Einschätzen der Dekubitusgefahr, Maßnahmen zur Dekubitusprophylaxe: aktive und passive

▶

Bewegungsübungen, kinästhetische Grundprinzipien, Mobilisation und Lagerung, Lagerungshilfsmittel, Hautpflege und Ernährung, Hautbeobachtung, Behandlung eines Dekubitus).
- **Sozial-kommunikative Kompetenz** (Pflege als Interaktion, interaktive Kompetenz, Perspektivwechsel und Empathie).
- **Methodische Kompetenz** (Probleme gezielt und systematisch unter Einbeziehung von Informationen und in der Zusammenarbeit mit anderen Berufsgruppen lösen).

Aufgabenstellung:

1. Vorüberlegungen zur Lernaufgabe:
- Reflektieren Sie eigene Bewegungsabläufe und Körperhaltungen. Überlegen Sie, welche Bedeutung Bewegungseinschränkungen für den Patienten haben können.
- Halten Sie Ihre Gedanken in schriftlicher Form fest.

2. Praktische Durchführung:
- Planen Sie mit Hilfe des Praxisanleiters unter Einbeziehung des Pflegeprozesses patientenorientierte pflegerische Interventionen zur Dekubitusprophylaxe bei einem immobilen Patienten. Berücksichtigen Sie dabei die Ressourcen und Bedürfnisse des Patienten.
- Führen Sie die geplanten pflegerischen Maßnahmen durch, beachten Sie während der Pflegehandlung verbale und nonverbale Signale des Patienten und stimmen Sie Ihre Handlungsweise darauf ab.

3. Auswertung und Reflexion:
Die Auswertung soll im Anschluss an die Pflegehandlung in Form eines offenen Gesprächs mit dem Praxisanleiter erfolgen:
- Wie erging es Ihnen während der Pflegehandlung (positive und negative Rückmeldungen)?
- Wie haben Sie sich gefühlt?
- Konnten Sie sich in die Lage des Patienten hineinversetzen?
- Konnten die Pflegehandlungen wie geplant durchgeführt werden? (Ja, Nein, Begründungen).
- Welche Bedürfnisse des Patienten konnten Sie unmittelbar berücksichtigen?
- Wo gab es für Sie Probleme (Kommunikation, fachliche Fertigkeiten, emotionale Betroffenheit)?
- Reflektieren Sie Ihre Vorgehensweise. Welche Ziele haben Sie erreicht?
- Worauf werden Sie bei der Durchführung der Dekubitusprophylaxe bei einem Patienten zukünftig achten?

4. Erstellen Sie im Anschluss an das Gespräch eine schriftliche Zusammenfassung der Ergebnisse unter Berücksichtigung der aufgeführten Leitfragen.

4.2.1 Lerneinheit I.3: Sich bewegen

Kontrakturenprophylaxe: Unterstützung und Durchführung pflegerischer Interventionen zur Kontrakturenprophylaxe bei einem immobilen Patienten

KrPflAPrV: Themenbereich 1: Pflegesituationen bei Menschen aller Altergruppen erkennen, erfassen und bewerten
APflAPrV: Lernfeld 1.3: Alte Menschen personen- und situationsbezogen pflegen

Kommentar:
Leben ist Bewegung. Bewegung ist die ständige Veränderung des lebenden Körpers, die sich mikrokosmisch in der stetigen Zellteilung ausdrückt, wachstumsorientiert in der menschlichen Bewegungsentwicklung erscheint und sich handlungsorientiert im individuellen Bewegungsverhalten manifestiert. Allgemeiner Bewegungsmangel und einseitige körperliche Belastungen führen zu Bewegungsdefiziten. In diesem Zusammenhang geht es nicht nur darum, die Beweglichkeit diesbezüglich eingeschränkter Menschen zu fördern und wiederherzustellen, sondern diese als Interaktionsprozess in einem sozialen Kontext zu verstehen.

▶

Pflegesituation:
Unterstützung und Durchführung pflegerischer Interventionen zur Kontrakturenprophylaxe bei einem immobilen Patienten.

Ziele:
- Die Schüler verstehen Bewegung als Kommunikations- und Interaktionsprozess im Rahmen pflegerischer Arbeit.
- Die Schüler reflektieren eigene physiologische Bewegungsabläufe und Körperhaltungen.
- Die Schüler führen patientenorientiert pflegerische Maßnahmen zur Kontrakturenprophylaxe bei einem immobilen Patienten unter Beachtung kommunikativer, sozialer und fachlicher Aspekte prozesshaft unter Einbeziehung pflegewissenschaftlicher Grundlagen durch.
- Die Schüler begründen die gewählten pflegerischen Interventionen.

Kompetenzen:
Die Lernaufgabe soll in erster Linie folgende Kompetenzen fördern:
- **Fachliche Kompetenz** (physiologische Bewegungsabläufe, Entstehung von Kontrakturen, Erkennen und Einschätzen der Gefahr von Kontrakturen, Maßnahmen der Kontrakturenprophylaxe: aktive und passive Bewegungsübungen, kinästhetische Grundprinzipien, Mobilisation und Lagerung, Lagerungshilfsmittel).
- **Sozial-kommunikative Kompetenz** (Pflege als Interaktion, interaktive Kompetenz, Perspektivwechsel und Empathie).
- **Methodische Kompetenz** (Probleme gezielt und systematisch unter Einbeziehung von Informationen und in der Zusammenarbeit mit anderen Berufsgruppen lösen).

Aufgabenstellung:

1. Vorüberlegungen zur Lernaufgabe:
- Reflektieren Sie eigene Bewegungsabläufe und Körperhaltungen. Überlegen Sie, welche Bedeutung Bewegungseinschränkungen für den Patienten haben können.
- Halten Sie Ihre Gedanken in schriftlicher Form fest.

2. Praktische Durchführung:
- Planen Sie mit Hilfe des Praxisanleiters unter Einbeziehung des Pflegeprozesses patientenorientierte pflegerische Interventionen zur Kontrakturenprophylaxe bei einem immobilen Patienten. Berücksichtigen Sie dabei die Ressourcen und Bedürfnisse des Patienten.
- Führen Sie die geplanten pflegerischen Maßnahmen durch, beachten Sie während der Pflegehandlung verbale und nonverbale Signale des Patienten und stimmen Sie Ihre Handlungsweise darauf ab.

3. Auswertung und Reflexion:
Die Auswertung soll im Anschluss an die Pflegehandlung in Form eines offenen Gesprächs mit dem Praxisanleiter erfolgen:
- Wie erging es Ihnen während der Pflegehandlung (positive und negative Rückmeldungen)?
- Wie haben Sie sich gefühlt?
- Konnten Sie sich in die Lage des Patienten hineinversetzen?
- Konnten die Pflegehandlungen wie geplant durchgeführt werden? (Ja, Nein, Begründungen).
- Welche Bedürfnisse des Patienten konnten Sie unmittelbar berücksichtigen?
- Wo gab es für Sie Probleme (Kommunikation, fachliche Fertigkeiten, emotionale Betroffenheit)?
- Reflektieren Sie ihre Vorgehensweise. Welche Ziele haben Sie erreicht?
- Worauf werden Sie bei der Durchführung der Kontrakturenprophylaxe zukünftig achten?

4. Erstellen Sie im Anschluss an das Gespräch eine schriftliche Zusammenfassung der Ergebnisse unter Berücksichtigung der aufgeführten Leitfragen.

4.2.2 Lerneinheit I.3: Sich bewegen

Sturzprophylaxe: Pflege, Betreuung und Beratung eines Menschen mit erhöhtem Sturzrisiko

KrPflAPrV: Themenbereich 1: Pflegesituationen bei Menschen aller Altergruppen erkennen, erfassen und bewerten
APflAPrV: Lernfeld 1.3: Alte Menschen personen- und situationsbezogen pflegen

Kommentar:
Leben ist Bewegung. Die Angst vor Stürzen bei Bewegung kann Angst vor dem Leben hervorrufen. Dies ist eine bedrückende Erfahrung im Alter.
Bei der Sturzprophylaxe handelt es sich um Maßnahmen, die Stürze und sturzbedingte Verletzungen verhindern und minimieren sollen.
Stürze sind eine der häufigsten Ursachen für die Pflegebedürftigkeit älterer Menschen. Die Folgen reichen von Prellungen und schmerzhaften Hämatomen bis hin zu Frakturen, wie z.B. Schulter- und Oberarmbrüchen. Auch Oberschenkelhalsfrakturen sind sehr häufig und haben fast immer gravierende Auswirkungen auf das weitere Leben. Bei den Sturzursachen handelt es sich fast immer um ein multifaktorielles Geschehen. Eine individuelle Ursachenermittlung der jeweiligen endogenen und exogenen Faktoren ist die notwendige Grundlage für die Planung und Durchführung aller Maßnahmen.
Oft entwickelt sich bei älteren Menschen ein regelrechter Teufelskreis. Ein Sturz erzeugt Angst vor weiteren Stürzen. Die Betroffenen schränken ihren Aktionsraum und ihre Aktivitäten ein. Das reduziert ihren Trainingszustand und ihre Beweglichkeit, was wiederum die Sturzgefahr vergrößert. Geeignete Maßnahmen müssen diesen Teufelskreis durchbrechen.

Pflegesituation:
Pflege, Betreuung und Beratung eines Menschen mit erhöhtem Sturzrisiko

Ziele:
- Die Schüler verstehen und reflektieren die Bedeutung einer erhöhten Sturzgefahr für die Betroffenen.
- Die Schüler ermitteln die individuellen endogenen und exogenen Sturzursachen und schätzen mit Hilfe einer entsprechenden Skala das Sturzrisiko ein.
- Die Schüler erarbeiten einen Maßnahmenkatalog und führen ein entsprechendes Informations- bzw. Beratungsgespräch.
- Die Schüler führen die geplanten Maßnahmen durch und evaluieren den gesamten Prozess unter Einbeziehung pflegewissenschaftlicher Grundlagen (u.a. Expertenstandard des DNQP zur Sturzprophylaxe).

Kompetenzen:
Die Lernaufgabe soll in erster Linie folgende Kompetenzen fördern:
- **Fachliche Kompetenz** (u.a. endogene Ursachen, exogene Ursachen, gefährdete Menschen, Handhabung der Risikoskala zur Ermittlung der Sturzgefahr, Post-Fall-Syndrom, Maßnahmen zum Schutz vor Stürzen innerhalb der Pflegeinstitution und im privaten Wohnbereich, spezielle Maßnahmen bei der Mobilisation, Handhabung von Hilfsmitteln, Hüftprotektoren)
- **Sozial-kommunikative Kompetenz** (Pflege als Interaktion, interaktive Kompetenz, Perspektivwechsel und Empathie)
- **Methodische Kompetenz** (Bewegungsformen und -störungen wahrnehmen, beobachten und dokumentieren, Informationen strukturieren und systematisieren, Zusammenarbeit mit anderen Berufsgruppen, Führen von Gesprächen zur informierenden Beratung)

▶

Aufgabenstellung:

1. Vorüberlegungen zur Lernaufgabe:
- Versetzen Sie sich in die Situation eines Menschen, der bereits ein- oder mehrmals gestürzt ist. Überlegen Sie, welche Bedeutung dieses Sturzerlebnis für seine konkrete Lebensgestaltung hat.
- Halten Sie Ihre Überlegungen in schriftlicher Form fest.

2. Praktische Durchführung:
- Suchen Sie zusammen mit Ihrem Praxisanleiter einen Patienten bzw. Bewohner mit erhöhtem Sturzrisiko aus. Berücksichtigen Sie dabei die Ressourcen und Bedürfnisse des Betroffenen.
- Führen Sie ein Gespräch über die Unsicherheiten und Ängste, die durch Gangunsicherheit und vorhergehende Sturzereignisse entstanden sind.
- Ermitteln Sie die endogenen und exogenen Sturzursachen.
- Schätzen Sie mit Hilfe der Skala zur Ermittlung des Sturzrisikos die spezielle Gefährdung ein.
- Planen Sie konkrete Maßnahmen zur Verringerung des Sturzrisikos bzw. zur Vermeidung von Sturzfolgen.
- Führen Sie die geplanten pflegerischen Interventionen durch. Achten Sie während der Durchführung sowohl auf verbale als auch besonders auf nonverbale Signale des Patienten/Bewohners und stimmen Sie Ihre Handlungsweise darauf ab. Passen Sie Ihr Handlungsrepertoire bei Bedarf unter Berücksichtigung dieser Beobachtungen an die individuellen Gegebenheiten an.

3. Auswertung und Reflexion:
Die Auswertung soll im Anschluss an die Pflegehandlung in Form eines offenen Gesprächs mit dem Praxisanleiter erfolgen:
- Wie erging es Ihnen während der Pflegehandlungen (positive und negative Rückmeldungen).
- Wie haben Sie sich gefühlt?
- Konnten Sie sich in die Lage des Patienten hineinversetzen?
- Konnten die Pflegehandlungen wie geplant durchgeführt werden? (Ja, nein, Begründungen).
- Welche Bedürfnisse und Ressourcen des Patienten konnten Sie berücksichtigen?
- Wo gab es für Sie Probleme (Bereich Kommunikation, fachliche Fertigkeiten, emotionale Betroffenheit)?
- Reflektieren Sie ihre Vorgehensweise. Welche Ziele haben Sie erreicht?
- Worauf werden Sie bei der Pflege und Begleitung von Menschen mit erhöhter Sturzgefahr zukünftig achten?

4. Erstellen Sie im Anschluss an das Gespräch eine schriftliche Zusammenfassung der Ergebnisse unter Berücksichtigung der aufgeführten Leitfragen.

4.3 Lerneinheit I.9: Hygienisch arbeiten

Hygienische Anforderungen im stationären und/oder ambulanten Versorgungsbereich

KrPflAPrV: Themenbereich 8: Bei der medizinischen Diagnostik und Therapie mitwirken
APflAPrV: Lernfeld 1.5: Bei der medizinischen Diagnostik und Therapie mitwirken

Kommentar:
Die Hygiene hat ihren Namen aus der griechischen Mythologie: »*Hygieia*«, Tochter des Heilgottes Asklepios, wurde sowohl als Göttin der Gesundheit als auch der Quellen und Flüsse verehrt. Den Griechen war der Zusammenhang zwischen Hygiene und Gesunderhaltung schon sehr früh bekannt. Trotz aller Fortschritte in der Medizin ist die Zahl nosokomialer Infektionen, die eine ernste Gefahr für den Patienten darstellen, nicht gesunken. Vor diesem Hintergrund spielen die Maßnahmen der Krankenhaushygiene u.a. für die Pflegenden und Patienten eine übergeordnete Rolle.

▶

Pflegesituation:

Hygienische Anforderungen im stationären und/oder ambulanten Versorgungsbereich.
Die Hygienemaßnahmen im pflegerischen Bereich auf Ihrer Station.

Ziele:

- Die Schüler sind über die Entwicklung, gegenwärtigen Schwerpunkte und Problembereiche der Hygiene im Krankenhaus und anderen Einrichtungen des Gesundheitswesens informiert.
- Die Schüler lernen die verschiedenen Hygienemaßnahmen in ihrer Indikation und Wirkungsweise zu unterscheiden und entsprechend anzuwenden (vor allem im Hinblick auf nosokomiale Infektionen).
- Die Schüler verstehen und reflektieren die Bedeutung des pflegerischen Arbeitens nach den Hygienerichtlinien für den Patienten und die eigene Person.

Kompetenzen:

Die Lernaufgabe soll in erster Linie folgende Kompetenzen fördern:

- **Fachliche Kompetenz** (u. a. Hygienerichtlinien, Aufgabenbereiche der Hygiene, Infektionsketten und nosokomiale Infektionen, Reinigung, Desinfektion, Sterilisation, Resistenzen, Gesundheitsschädigungen durch Desinfektionsmittel, rechtliche Grundlagen, angemessener Materialeinsatz).
- **Methodische Kompetenz** (Probleme gezielt und systematisch unter Einbeziehung von Informationen und in der Zusammenarbeit mit anderen Berufsgruppen lösen).

Aufgabenstellung:

1. Vorüberlegungen zur Lernaufgabe:

- Welche hygienischen Maßnahmen sind Ihnen im pflegerischen Bereich bekannt und setzen Sie diese konsequent um? Wo können Informationen über Hygienerichtlinien eingesehen werden? Wann ist das Tragen von Handschuhen sinnvoll? Wie würden Sie sich fühlen, wenn die Körperpflege bei Ihnen mit Handschuhen durchgeführt werden würde?
- Halten Sie Ihre Gedanken in schriftlicher Form fest.

2. Praktische Durchführung:

- Erstellen Sie mit Hilfe Ihres Praxisanleiters in schriftlicher Form eine Auflistung der hygienischen Maßnahmen im pflegerischen Bereich und begründen Sie diese unter Einbeziehung der geltenden Hygienerichtlinien.

3. Auswertung und Reflexion:

Die Auswertung erfolgt im Anschluss an die Fertigstellung der schriftlichen Aufgabe in Form eines offenen Gesprächs mit dem Praxisanleiter:

- Wie erging es Ihnen während der Recherchen (positive und negative Rückmeldungen)?
- Wie haben Sie sich gefühlt?
- Konnten Sie sich in die Lage der Patienten bei bestimmten Hygienevorschriften hineinversetzen?
- Wo gab es für Sie Probleme (Kommunikation, fachliche Fertigkeiten, emotionale Betroffenheit)?
- Gibt es Bestimmungen, die Sie nicht nachvollziehen können?
- Reflektieren Sie Ihre Vorgehensweise. Welche Ziele haben Sie erreicht?
- Worauf werden Sie bei der Umsetzung der Hygienerichtlinien zukünftig achten?

4. Erstellen Sie im Anschluss an das Gespräch eine schriftliche Zusammenfassung der Ergebnisse unter Berücksichtigung der aufgeführten Leitfragen.

4.4 Lerneinheit III.7: Pflegebedürftige und ihre Angehörigen im ambulanten Bereich

Unterstützung, Beratung und Anleitung eines Patienten und eines pflegenden Angehörigen im häuslichen Umfeld

KrPflAPrV: Themenbereich 5: Pflegehandeln personenbezogen ausrichten
APflAPrV: Lernfeld 2.1: Lebenswelten und soziale Netzwerke alter Menschen beim altenpflegerischen Handeln berücksichtigen

Kommentar:

Mit zunehmender Effektivität unseres Gesundheitssystems und der damit verbundenen höheren Lebenserwartung und dem Zwang der Kliniken, wirtschaftlicher zu arbeiten, steigt die Zahl der Pflegebedürftigen im ambulanten bzw. häuslichen Sektor stetig. 1,5 Millionen Menschen (*Statistisches Bundesamt* 2005) werden in ihrer häuslichen Umgebung von ambulanten Pflegeeinrichtungen versorgt. Die Zusammenarbeit mit den Angehörigen gelingt nur, wenn die professionell Pflegenden Verständnis für deren Situation aufbringen sowie beratend und unterstützend tätig sein können.

Pflegesituation:

Unterstützung, Beratung und Anleitung eines Patienten und eines pflegenden Angehörigen im häuslichen Umfeld.

Ziele:

- Die Schüler verstehen die Bedeutung der ambulanten Versorgung von Patienten vor dem Hintergrund der demografischen Entwicklung in Deutschland.
- Die Schüler kennen die gesetzlichen Rahmenbedingungen für die häusliche Pflege und setzen diese in der Kooperation mit dem Patienten und seinen Angehörigen um.
- Die Schüler stellen die Unterschiede zur stationären Versorgung von Patienten heraus und problematisieren vor allem das Eindringen professionell Pflegender in das Zuhause eines Patienten.
- Die Schüler erkennen Ressourcen und Fähigkeiten, Probleme und Belastungen der Patienten und Angehörigen und integrieren sie in das tägliche Pflegehandeln.
- Die Schüler beraten die Angehörigen über Möglichkeiten der Entlastung und Unterstützung bei der Pflege der Patienten. Außerdem kennen sie Programme zur Gesundheitsförderung für pflegende Angehörige und zeigen Wege der Umsetzung.

Kompetenzen:

Die Lernaufgabe soll in erster Linie folgende Kompetenzen fördern:

- **Fachkompetenz** (Struktur und Organisation eines Pflegedienstes, Stellenwert der häuslichen Pflege im Gesundheitswesen, gesetzliche Rahmenbedingungen, z.B. Pflegeversicherung, Pflegegeld; Pflegeberatung, Qualitätssicherung, Möglichkeiten und Programme zur Gesundheitsförderung von pflegenden Angehörigen, Grenzen der Versorgung).
- **Methodische Kompetenz** (Probleme gezielt und systematisch unter Einbeziehung von Informationen und in der Zusammenarbeit mit anderen Berufsgruppen lösen).
- **Sozial-kommunikative Kompetenz** (Pflege als Interaktion, interaktive Kompetenz, Perspektivwechsel und Empathie).
- **Personalkompetenz** (Umgang mit Leid, Balance zwischen Nähe und Distanz).

▶

Aufgabenstellung:

1. Vorüberlegungen zur Lernaufgabe:

- Reflektieren Sie eigene Gedanken oder Erfahrungen im Zusammenhang mit Situationen, in denen »Fremde« in Ihre Privatsphäre eingedrungen sind. Welche Gefühle hatten Sie dabei? Was würde es für Sie bedeuten, wenn jemand Ihren Tagesablauf ändern oder »durcheinanderbringen« würde?
- Halten Sie Ihre Überlegungen in schriftlicher Form fest.

2. Praktische Durchführung:

- Planen Sie mit Hilfe des Praxisanleiters prozessorientiert unter Einbeziehung der Angehörigen eine pflegerische Tätigkeit bei einem Patienten im häuslichen Bereich und führen Sie diese durch. Berücksichtigen Sie dabei die Bedürfnisse und Ressourcen des Patienten und der Angehörigen.
- Beraten Sie den pflegenden Angehörigen über Möglichkeiten der Unterstützung und Entlastung bei der täglichen Versorgung des Patienten. Gehen Sie dabei auf gesundheitsfördernde Programme für pflegende Angehörige ein und zeigen Sie Möglichkeiten der Umsetzung auf.

3. Auswertung und Reflexion:

Die Auswertung soll im Anschluss an die Pflegehandlung in Form eines offenen Gesprächs mit dem Praxisanleiter erfolgen:

- Wie erging es Ihnen während der Pflegehandlung (positive und negative Rückmeldungen)?
- Wie haben Sie sich gefühlt?
- Konnten Sie sich in die Lage des Patienten und der Angehörigen hineinversetzen?
- Konnten die Pflegehandlungen wie geplant durchgeführt werden? (Ja, Nein, Begründungen).
- Welche Bedürfnisse des Patienten und der Angehörigen konnten Sie unmittelbar berücksichtigen?
- Wo gab es für Sie Probleme (Kommunikation, fachliche Fertigkeiten, emotionale Betroffenheit)?
- Reflektieren Sie Ihre Vorgehensweise. Welche Ziele haben Sie erreicht?
- Worauf werden Sie zukünftig achten?

4. Erstellen Sie im Anschluss an das Gespräch eine schriftliche Zusammenfassung der Ergebnisse unter Berücksichtigung der aufgeführten Leitfragen.

4.5 Lerneinheit I.35: Chronisch kranke Menschen pflegen

Pflege und Beratung eines Patienten mit einer chronischen Erkrankung unter Einbeziehung der Angehörigen

KrPflAPrV: Themenbereich 2: Pflegemaßnahmen auswählen, durchführen und auswerten
Themenbereich 4: Bei der Entwicklung von Rehabilitationskonzepten mitwirken und diese in das Pflegehandeln integrieren
APflAPrV: Lernfeld 1.2: Pflege alter Menschen planen, durchführen, dokumentieren und evaluieren
Lernfeld 1.5: Bei der medizinischen Diagnostik und Therapie mitwirken

Kommentar:

Chronische Erkrankungen stehen heute an führender Stelle aller Gesundheitsprobleme. Chronisches Kranksein bringt Veränderungen im körperlichen, sozialen, emotionalen, ökonomischen und beruflichen Status der Betroffenen und ihrer Familien mit sich. Mit der steigenden Zahl chronisch kranker Menschen müssen unterschiedliche Ansätze der Gesundheitsförderung realisiert werden. Dabei geht es in erster Linie darum, den Patienten im Rahmen von Empowermentprogrammen zu mehr Unabhängigkeit und Selbstständigkeit zu verhelfen. Pflege- und Gesundheitswesen stehen durch diese Komplexität und Vielschichtigkeit vor großen Aufgaben und Herausforderungen.

▶

Pflegesituation:

Pflege und Beratung eines Patienten mit einer chronischen Erkrankung unter Einbeziehung des Angehörigen.

Ziele:

- Die Schüler setzen sich mit der Entstehung und Bedeutung chronischer Erkrankungen für den Einzelnen und für die Gesellschaft auseinander.
- Die Schüler verstehen die besondere psychosoziale Situation der Betroffenen (Patienten und Angehörige) und berücksichtigen diese bei den pflegerischen Interventionen.
- Die Schüler führen eine patientenorientierte prozesshafte Pflege unter Einbeziehung kommunikativer, fachlicher und sozialer Aspekte durch. Die Schüler berücksichtigen dabei die zuvor erstellte Krankheitsverlaufskurve des Patienten und beraten den Patienten über mögliche Interventionen zur Verbesserung der Lebensqualität.

Kompetenzen:

- **Fachkompetenz** (u.a. Schwerpunkte der Pflege chronisch kranker Menschen, wie z.B. chronische Atembeschwerden, chronische Schmerzzustände, Expertenstandard Schmerzmanagement in der Pflege, Möglichkeiten der Selbsthilfe und Beratung, Salutogenese, Trajektmodell von Corbin und Strauss).
- **Methodische Kompetenz** (Probleme gezielt und systematisch unter Einbeziehung von Informationen und in der Zusammenarbeit mit anderen Berufsgruppen lösen).
- **Sozial-kommunikative Kompetenz** (Pflege als Interaktion, interaktive Kompetenz, Perspektivwechsel und Empathie).
- **Personalkompetenz** (Umgang mit Leid, Balance zwischen Nähe und Distanz).

Aufgabenstellung:

1. Vorüberlegungen zur Lernaufgabe:
  - Hatten Sie jemals Beschwerden, z.B. Schmerzen, über einen längeren Zeitraum?
  - Gibt es innerhalb Ihres sozialen Umfeldes Menschen, die über einen langen Zeitraum mit Einschränkungen leben müssen?
  - Welche Gefühle löst dieser Umstand bei Ihnen aus?
  - Welche Bewältigungsstrategien haben Sie oder Ihre Angehörigen/Freunde angewandt?
  - Wie hat das soziale Umfeld auf diese »Handicaps« reagiert?

2. Praktische Durchführung:
  - Planen Sie mit Hilfe des Praxisanleiters eine patientenorientierte Pflege bei einem Patient mit einer chronischen Erkrankung. Berücksichtigen Sie die Ressourcen und Bedürfnisse des Patienten, so dass eine salutogenetische Orientierung erkennbar ist.
  - Erstellen Sie gemeinsam mit dem Patienten eine Krankheitsverlaufskurve und beraten Sie ihn über mögliche Interventionen zur Verbesserung der Lebensqualität.

3. Auswertung und Reflexion:
Die Auswertung soll im Anschluss an die Pflegehandlung in Form eines offenen Gesprächs mit dem Praxisanleiter erfolgen und im Rahmen einer formativen Evaluation prozesshaft begleitet werden:
  - Wie erging es Ihnen während der Pflegehandlung (positive und negative Rückmeldungen)?
  - Wie haben Sie sich während der Betreuung des Patienten gefühlt?
  - Konnten Sie sich in die Lage des Patienten hineinversetzen?
  - Konnten die Pflegehandlungen wie geplant durchgeführt werden? (Ja, Nein, Begründungen).
  - Welche Bedürfnisse und Ressourcen des Patienten konnten Sie unmittelbar berücksichtigen?
  - Wo gab es für Sie Probleme (Kommunikation, fachliche Fertigkeiten, emotionale Betroffenheit)?
  - Reflektieren Sie Ihre Vorgehensweise. Welche Ziele haben Sie erreicht?
  - Worauf werden Sie bei der Pflege chronisch kranker Menschen zukünftig achten?

4. Erstellen Sie im Anschluss an das Gespräch eine schriftliche Zusammenfassung der Ergebnisse unter Berücksichtigung der aufgeführten Leitfragen.

4.6 Lerneinheit I.6: Ausscheiden

Unterstützung und Durchführung pflegerischer Interventionen zur Obstipationsprophylaxe bei einem immobilen Patienten

KrPflAPrV: Themenbereich 1: Pflegesituationen bei Menschen aller Altergruppen erkennen, erfassen und bewerten APflAPrV: Lernfeld 1.3: Alte Menschen personen- und situationsbezogen pflegen

Kommentar:
Die menschliche Ausscheidung ist in der Regel kein öffentliches Thema, sondern ein Tabu. In den westlichen Industrieländern erwartet man bei Erwachsenen Diskretion. Man möchte nicht damit behelligt werden und vermeidet es, andere mit evtl. Begleitumständen wie Gerüchen und Geräuschen zu »belästigen«. Ausscheidungsprozesse sind für Kinder, Jugendliche und Erwachsene zunehmend mit Scham und Peinlichkeit verbunden. Dies wird besonders dann bedeutsam, wenn Sie im Rahmen pflegerischer Tätigkeiten Menschen beim Ausscheiden unterstützen. Erlebter Kontrollverlust im Rahmen menschlicher Ausscheidung kann u. a. zu einer Minderung des Selbstwertgefühls, Passivität, Aggression und Depression führen.

Pflegesituation:
Unterstützung und Durchführung pflegerischer Interventionen zur Obstipationsprophylaxe bei einem immobilen Patienten.

Ziele:
- Die Schüler setzen sich mit Gefühlen wie Ekel und Scham bei der Defäkation auseinander und verstehen die Gefühle von Patienten, die an einer Obstipation leiden.
- Die Schüler kennen und verstehen die pflegerischen Maßnahmen der Obstipationsprophylaxe und setzen diese innerhalb einer Pflegesituation patientenorientiert um.

Kompetenzen:
Die Lernaufgabe soll in erster Linie folgende Kompetenzen fördern:
- **Fachliche Kompetenz** (u. a. Physiologie und Beobachtung des Stuhls, mögliche Ursachen der Obstipation, Ekel und Scham, Maßnahmen der Obstipationsprophylaxe).
- **Methodische Kompetenz** (Probleme gezielt und systematisch unter Einbeziehung von Informationen und in der Zusammenarbeit mit anderen Berufsgruppen lösen).
- **Sozial-kommunikative Kompetenz** (Pflege als Interaktion, interaktive Kompetenz, Perspektivwechsel und Empathie).

Aufgabenstellung:

1. Vorüberlegungen zur Lernaufgabe:
- Reflektieren Sie eigene Haltungen in Bezug auf das Ausscheiden. An welche Situationen können Sie sich erinnern, in denen Ihre Selbstbestimmung/Selbstständigkeit eingeschränkt war?
- Wie haben Sie sich gefühlt?
- Welche Unterstützung hätten Sie in dieser Situation gebraucht?
- Halten Sie Ihre Überlegungen in schriftlicher Form fest.

2. Praktische Durchführung:
- Planen Sie mit Hilfe des Praxisanleiters innerhalb einer Pflegesituation patientenorientierte Maßnahmen der Obstipationsprophylaxe bei einem immobilen Patienten.
- Führen Sie die geplanten pflegerischen Interventionen durch, beachten Sie während der Pflegehandlung verbale und nonverbale Signale des Patienten und stimmen Sie Ihre Handlungsweise darauf ab.

►

3. Auswertung und Reflexion:

Die Auswertung soll im Anschluss an die Pflegehandlung in Form eines offenen Gesprächs mit dem Praxisanleiter erfolgen:

- Wie erging es Ihnen während der Pflegehandlung (positive und negative Rückmeldungen)?
- Wie haben Sie sich gefühlt?
- Konnten Sie sich in die Lage des Patienten hineinversetzen?
- Haben Sie die Intimsphäre des Patienten gewahrt?
- Konnten die Pflegehandlungen wie geplant durchgeführt werden? (Ja, Nein, Begründungen).
- Welche Bedürfnisse des Patienten konnten Sie unmittelbar berücksichtigen?
- Wo gab es für Sie Probleme (Kommunikation, fachliche Fertigkeiten, emotionale Betroffenheit)?
- Reflektieren Sie Ihre Vorgehensweise. Welche Ziele haben Sie erreicht?
- Worauf werden Sie bei der Obstipationsprophylaxe zukünftig achten?

4. Erstellen Sie im Anschluss an das Gespräch eine schriftliche Zusammenfassung der Ergebnisse unter Berücksichtigung der aufgeführten Leitfragen.

4.6.1 Lerneinheit I.6: Ausscheiden

Katheterisierung der Harnblase bei einem Patienten mit einer Inkontinenz

KrPflAPrV: Themenbereich 1: Pflegesituationen bei Menschen aller Altergruppen erkennen, erfassen und bewerten

APflAPrV: Lernfeld 1.3: Alte Menschen personen- und situationsbezogen pflegen

Kommentar:

Die menschliche Ausscheidung ist in der Regel kein öffentliches Thema, sondern ein Tabu. In den westlichen Industrieländern erwartet man bei Erwachsenen Diskretion. Man möchte nicht damit behelligt werden und vermeidet es, andere mit evtl. Begleitumständen wie Gerüchen und Geräuschen zu »belästigen«. Ausscheidungsprozesse sind für Kinder, Jugendliche und Erwachsene zunehmend mit Scham und Peinlichkeit verbunden. Dies wird besonders dann bedeutsam, wenn Sie im Rahmen pflegerischer Tätigkeiten Menschen beim Ausscheiden unterstützen. Erlebter Kontrollverlust im Rahmen menschlicher Ausscheidung kann u. a. zu einer Minderung des Selbstwertgefühls, Passivität, Aggression und Depression führen.

Pflegesituation:

Katheterisieren der Harnblase bei einem Patienten mit einer Harninkontinenz (oder auch anderer Indikation) innerhalb einer Pflegesituation.

Ziele:

- Die Schüler setzen sich mit Gefühlen wie Ekel und Scham im Zusammenhang mit Ausscheidungen auseinander und verstehen die Gefühle und Probleme von Patienten, die unter einem Kontrollverlust der Harnblase leiden.
- Die Schüler führen eine Katheterisierung der Harnblase bei einem Patienten innerhalb einer Pflegesituation unter Beachtung fachlicher, kommunikativer und sozialer Aspekte patientenorientiert durch.

Kompetenzen:

Die Lernaufgabe soll in erster Linie folgende Kompetenzen fördern:

- **Fachliche Kompetenz** (u. a. Ekel und Scham beim Patienten und den Pflegenden, Krankheitsentstehung, Einteilung und Symptome der Harninkontinenz, kontinenzförderndes Verhalten, Expertenstandard Kontinenz (nach DNQP), Anatomie und Physiologie der ableitenden Harnwege, Durchführung einer Katheterisierung der Harnblase unter sterilen Kautelen).
- **Methodische Kompetenz** (Probleme gezielt und systematisch unter Einbeziehung von Informationen und in der Zusammenarbeit mit anderen Berufsgruppen lösen).

▶

- **Sozial-kommunikative Kompetenz** (Pflege als Interaktion, interaktive Kompetenz, Perspektivwechsel und Empathie).
- **Personalkompetenz** (Umgang mit Ekel und Scham, Balance zwischen Nähe und Distanz).

Aufgabenstellung:

1. Vorüberlegungen zur Lernaufgabe:
- Reflektieren Sie eigene Haltungen in Bezug auf das Ausscheiden. An welche Situationen können Sie sich erinnern, in denen Ihre Selbstbestimmung/Selbstständigkeit eingeschränkt war? Wie haben Sie sich gefühlt? Welche Unterstützung hätten Sie in dieser Situation gebraucht?
- Halten Sie Ihre Überlegungen in schriftlicher Form fest.

2. Praktische Durchführung:
- Planen Sie mit Hilfe des Praxisanleiters die Katheterisierung der Harnblase bei einem Patienten innerhalb einer Pflegesituation.
- Führen Sie die Katheterisierung der Harnblase bei dem Patienten unter Beachtung fachlicher, kommunikativer und sozialer Aspekte durch. Beachten Sie während der Pflegehandlung verbale und nonverbale Signale des Patienten und stimmen Sie Ihre Handlungsweise darauf ab.

3. Auswertung und Reflexion:
Die Auswertung soll im Anschluss an die Pflegehandlung in Form eines offenen Gesprächs mit dem Praxisanleiter erfolgen:
- Wie erging es Ihnen während der Pflegehandlung (positive und negative Rückmeldungen)?
- Wie haben Sie sich gefühlt?
- Konnten Sie sich in die Lage des Patienten hineinversetzen?
- Haben Sie die Intimsphäre des Patienten gewahrt?
- Konnten die Pflegehandlungen wie geplant durchgeführt werden? (Ja, Nein, Begründungen).
- Welche Bedürfnisse des Patienten konnten Sie unmittelbar berücksichtigen?
- Wo gab es für Sie Probleme (Kommunikation, fachliche Fertigkeiten, emotionale Betroffenheit)?
- Reflektieren Sie Ihre Vorgehensweise. Welche Ziele haben Sie erreicht?
- Worauf werden Sie bei der Katheterisierung der Harnblase bei einem Patienten zukünftig achten?

4. Erstellen Sie im Anschluss an das Gespräch eine schriftliche Zusammenfassung der Ergebnisse unter Berücksichtigung der aufgeführten Leitfragen.

4.7 Lerneinheit I.7: Atmen

Pneumonieprophylaxe: Unterstützung und Durchführung pflegerischer Interventionen zur Pneumonieprophylaxe bei einem gefährdeten Patienten

KrPflAPrV: Themenbereich 1. Pflegesituationen bei Menschen aller Altersgruppen erkennen, erfassen und bewerten
APflAPrV: Lernfeld 1. 3: Alte Menschen personen- und situationsbezogen pflegen

Kommentar:
Bereits wenige Sekunden nach der Geburt macht das neugeborene Kind den ersten Atemzug. Mit den ersten Atemzügen beginnt die Entfaltung der Lunge. Wir atmen, damit Sauerstoff aus der Luft in den Körper gelangen und Kohlendioxid das Blut verlassen kann. Dieser Vorgang ist wichtig für jedes Organ und jede körperliche Tätigkeit. Bis zum Ende eines Lebens verbraucht ein gesunder Mensch je nach körperlicher Betätigung, Geschlecht und Größe zwischen elf und 20 Millionen Liter Sauerstoff (*Werner* 2006).

►

Gesunde Menschen wechseln häufig ihre Lage. Dadurch werden jeweils unterschiedliche Lungenabschnitte belüftet. Diese Mechanismen entfallen beim bettlägerigen Patienten. Bettruhe und Mobilitätseinschränkungen verringern das Atemvolumen und führen zur Minderbelüftung bestimmter Lungenabschnitte (vgl. *Menche* 2004, S. 143 ff.). Vor dem Hintergrund einer sich daraus entwickelnden Lungenentzündung oder Pneumonie und deren schwerwiegenden Komplikationen für den Patienten spielt deren Prophylaxe im pflegerischen Handlungsfeld eine übergeordnete Rolle.

Pflegesituation:
Unterstützung und Durchführung pflegerischer Interventionen zur Pneumonieprophylaxe bei einem gefährdeten Patienten.

Ziele:
- Die Schüler verstehen die existenzielle Bedeutung des Atmens für den Menschen.
- Die Schüler führen patientenorientiert pflegerische Interventionen zur Pneumonieprophylaxe bei einem Patienten mit einer Pneumoniegefährdung unter Beachtung kommunikativer, sozialer und fachlicher Aspekte unter Einbeziehung pflegewissenschaftlicher Grundlagen durch.
- Die Schüler begründen und reflektieren die gewählten pflegerischen Interventionen.

Kompetenzen:
Die Lernaufgabe soll in erster Linie folgende Kompetenzen fördern:
- **Fachliche Kompetenz** (u.a. Anatomie und Physiologie des Atemsystems, Atemmechanilk, Atemsteuerung, Atemfunktionsstörungen, Grundlagen der Diffusion, Perfusion und Osmose, Gasaustausch, Beobachtung der Atmung, des Hustens und des Sputums, Erkennen und Einschätzen der Atemgefährdung, ventilationsfördernde und sekretlösende Pflegemaßnahmen).
- **Methodische Kompetenz** (Einschätzen von Atemgefährdungen anhand von Assessmentinstrumenten, Beobachtung der Atmung anhand von festgelegten Kriterien, körperliche Ausdrucksformen erschwerter Atmung wahrnehmen, beobachten und dokumentieren, Informationen strukturieren und systematisieren, Zusammenarbeit mit anderen Berufsgruppen, z.B. Physiotherapeuten).

Aufgabenstellung:

1. Vorüberlegungen zur Lernaufgabe:
- Waren Sie schon einmal atemlos? Wann und in welchem Zusammenhang? Welche Bedeutung hatte dieses Erlebnis für Sie?
- Überlegen Sie im Anschluss daran, welche Bedeutung eine eingeschränkte Atmung für einen Patienten haben könnte. Wie stellt sich für Sie vor diesem Hintergrund die Wichtigkeit einer konsequenten Durchführung pflegerischer Maßnahmen zur Pneumonieprophylaxe dar?

2. Praktische Durchführung:
- Planen Sie mit Hilfe des Praxisanleiters patientenorientiert und prozesshaft pflegerische Interventionen zur Pneumonieprophylaxe. Berücksichtigen Sie dabei die Ressourcen und Bedürfnisse des Patienten.
- Führen Sie die geplanten pflegerischen Interventionen durch. Beachten Sie während der Pflegehandlung verbale und besonders nonverbale Signale des Menschen mit erhöhter Pneumoniegefahr und stimmen Sie Ihre Handlungsweise darauf ab.

3. Auswertung und Reflexion:
Die Auswertung soll im Anschluss an die Pflegehandlung in Form eines offenen Gesprächs mit dem Praxisanleiter erfolgen:
- Wie erging es Ihnen während der Pflegehandlung (positive und negative Rückmeldungen)?
- Wie haben Sie sich gefühlt?
- Konnten Sie sich in die Lage des Patienten hineinversetzten?
- Haben Sie die Intimsphäre des Patienten gewahrt?
- Konnten die Pflegehandlungen wie geplant durchgeführt werden? (Ja, nein, Begründungen).
- Welche Bedürfnisse des Patienten konnten Sie unmittelbar berücksichtigen?

►

- Wo gab es für Sie Probleme (Bereich Kommunikation, fachliche Fertigkeiten, emotionale Betroffenheit)?
- Reflektieren Sie ihre Vorgehensweise. Welche Ziele haben Sie erreicht?
- Worauf werden Sie bei der Planung und Durchführung pflegerischer Interventionen zur Pneumonieprophylaxe zukünftig achten?

4. Erstellen Sie im Anschluss an das Gespräch eine schriftliche Zusammenfassung der Ergebnisse unter Berücksichtigung der aufgeführten Leitfragen.

4.8 Lerneinheit I.19: Gespräche führen, beraten und anleiten

Gestaltung und Durchführung eines Beratungsgesprächs bei einem Patienten mit z. B. einer chronischen Erkrankung

KrPflAPrV: Themenbereich 1: Pflegesituationen bei Menschen aller Altergruppen erkennen, erfassen und bewerten
APflAPrV: Lernfeld 1.3: Alte Menschen personen- und situationsbezogen pflegen

Kommentar:
Pflegebezogene Patientenedukation ist in der deutschen Pflege noch eine junge Aufgabe. In den Niederlanden, in Nordeuropa und in den angloamerikanischen Ländern ist Patientenedukation als pflegerische Aktivität schon längst etabliert.
In der Patientenedukation lassen sich Aktivitäten der Information, Schulung und Beratung unterscheiden. Werden diese als Wesenszug der Pflege betrachtet, so werden sie zu einem Faktor, über den sich Pflege definiert. Es gilt, die Patientenberatung in sämtliche Ebenen der Gesundheitspflege zu integrieren: Beratung ist das ultimative Kostenbegrenzungsinstrument und das Wissen die ultimative therapeutische Intervention. Beratung ist demnach überall präsent und notwendig.

Pflegesituation:
Gestaltung und Durchführung eines Beratungsgesprächs bei einem Patienten mit z. B. einer chronischen Erkrankung.

Ziele:
- Die Schüler verstehen die Beratung von Patienten als integralen Bestandteil des Wesens der Pflege.
- Die Schüler verstehen die Bedeutung verschiedener Kommunikationsmodelle und -theorien für die pflegerische Beratung und wenden diese patientenorientiert an.
- Die Schüler gestalten unter Berücksichtigung der Rahmenbedingungen einen formalen Gesprächsablauf für einen Patienten und führen das Gespräch unter Beachtung verbaler und nonverbaler Signale des Patienten durch. Sie berücksichtigen dabei aktuelle pflegewissenschaftliche Entwicklungen, wie z. B. den Expertenstandard Entlassungsmanagement des DNQP.

Kompetenzen:
Die Lernaufgabe soll in erster Linie folgende Kompetenzen fördern:
- **Fachliche Kompetenz** (u. a. Alltagsgespräche und professionelle Gespräche im Vergleich, kommunikationshemmende und -fördernde Verhaltensweisen, verbale und nonverbale Kommunikation, Gesprächsformen, Kommunikationstheorien, formale Gestaltung eines Gesprächsablaufs, innere und äußere Sprechhaltungen).
- **Methodische Kompetenz** (Probleme gezielt und systematisch unter Einbeziehung von Informationen und in der Zusammenarbeit mit anderen Berufsgruppen lösen).
- **Sozial-kommunikative Kompetenz** (Pflege als Interaktion, interaktive Kompetenz, Perspektivwechsel und Empathie).
- **Personalkompetenz** (Fähigkeit, Entscheidungen und pflegerische Handlungen zu reflektieren).

▶

Aufgabenstellung:

1. Vorüberlegungen zur Lernaufgabe:

- Wie würden Sie sich als Patient oder Angehöriger in der folgenden Situation fühlen:
Bei der Entlassung drückt die Pflegeperson dem Patienten drei Rezepte in die Hand und sagt:
»Sie können jetzt nach Hause gehen.« Oder:
Ein Angehöriger fragt: »Woher kommt das?«, und die Krankenschwester erwidert knapp: »Wer weiß das schon?«
- Halten Sie Ihre Überlegungen in schriftlicher Form fest.

2. Praktische Durchführung:

- Planen Sie mit Hilfe des Praxisanleiters ein Beratungsgespräch prozessorientiert für einen bestimmten Patienten, z.B. Ernährungsberatung für einen Patienten mit Diabetes mellitus, Beratung über Risikofaktoren bei einem Patienten mit einer Hypertonie.
- Führen Sie das Beratungsgespräch durch. Beachten Sie während der pflegerischen Tätigkeit verbale und nonverbale Signale des Patienten und stimmen Sie Ihre Vorgehensweise darauf ab.

3. Auswertung und Reflexion:

Die Auswertung soll im Anschluss an die Pflegehandlung in Form eines offenen Gesprächs mit dem Praxisanleiter erfolgen:

- Wie erging es Ihnen während des Beratungsgesprächs (positive und negative Rückmeldungen).
- Wie haben Sie sich gefühlt?
- Konnten Sie sich in die Lage des Patienten hineinversetzen?
- Konnte die Beratung wie geplant durchgeführt werden? (Ja, Nein, Begründungen).
- Welche Bedürfnisse des Patienten konnten Sie unmittelbar berücksichtigen?
- Wo gab es für Sie Probleme (Kommunikation, fachliche Fertigkeiten, emotionale Betroffenheit)?
- Reflektieren Sie Ihre Vorgehensweise. Welche Ziele haben Sie erreicht?
- Worauf werden Sie bei Beratungssituationen zukünftig achten?

4. Erstellen Sie im Anschluss an das Gespräch eine schriftliche Zusammenfassung der Ergebnisse unter Berücksichtigung der aufgeführten Leitfragen.

4.9 Lerneinheit I.13: Bei der Wundbehandlung assistieren

Durchführung der Schritte eines Verbandwechsels bei einem Patienten mit einer Wunde (z.B. Ulcus cruris venosum im Rahmen chronischer Wunden) unter Einbeziehung des prozessorientierten Wundmanagements

KrPflAPrV: Themenbereich 8: Bei der medizinischen Diagnostik und Therapie mitwirken
APflAPrV: Lernfeld 1.5: Bei der medizinischen Diagnostik und Therapie mitwirken

Kommentar:
Etwa 2,5 Millionen Menschen leiden z.B. unter chronischen, schlecht heilenden Wunden. Durch hohe Pflegebedürftigkeit und lange Arbeitsunfähigkeit sind die volkswirtschaftlichen Kosten enorm. Für professionell Pflegende gehört der Umgang mit Wunden, insbesondere mit chronischen Wunden, zu einem wichtigen Handlungsfeld sowohl im ambulanten als auch im stationären Sektor. Das Vorliegen einer Wunde bedeutet für den Betroffenen immer eine Verletzung der körperlichen Unversehrtheit und ist mit vielen Einschränkungen verbunden.
Der fachgerechte Einsatz moderner Wundverbände im Rahmen des prozessorientierten Wundmanagements stellt für Pflegende demnach eine große Herausforderung dar.

▶

Pflegesituation:

Durchführung der Schritte eines Verbandwechsels bei einem Patienten mit einer Wunde (z. B. Ulcus cruris venosum im Rahmen chronischer Wunden) unter Einbeziehung des prozessorientierten Wundmanagements.

Ziele:

- Die Schüler verstehen die Bedürfnisse und Gefühle von Menschen mit einer Wunde.
- »Wundversorgung ist … mehr als die Wahl des geeigneten Verbandes« (Rother 2005, S. 215).
- Die Schüler verstehen die Bedeutung des prozessorientierten Wundmanagements für einen Patienten mit einer Wunde.
- Die Schüler führen einen VW (Verbandwechsel) bei einem Patient mit einer chronischen Wunde unter Einbeziehung steriler Kautelen im Rahmen des prozessorientierten Wundmanagements durch.

Kompetenzen:

Die Lernaufgabe soll in erster Linie folgende Kompetenzen fördern:

- **Fachliche Kompetenz** (u. a. prozessorientiertes Wundmanagement, Grundsätze des sterilen Arbeitens, moderne Wundauflagen).
- **Methodische Kompetenz** (Probleme gezielt und systematisch unter Einbeziehung von Informationen und in der Zusammenarbeit mit anderen Berufsgruppen lösen).
- **Sozial-kommunikative Kompetenz** (Pflege als Interaktion, interaktive Kompetenz, Perspektivwechsel und Empathie).
- **Personalkompetenz** (Fähigkeit, Entscheidungen und pflegerische Handlungen zu reflektieren).

Aufgabenstellung:

1. Vorüberlegungen zur Lernaufgabe:
- Welche Gefühle und Bedürfnisse löst der Anblick einer Wunde bei Ihnen aus?
- Welche Gefühle und Bedürfnisse löst Ihrer Meinung nach eine Wunde bei einem Betroffenen aus?
- Halten Sie Ihre Überlegungen in schriftlicher Form fest.

2. Praktische Durchführung:
- Planen Sie mit Hilfe Ihres Praxisanleiters einen VW bei einem Patienten mit einer Wunde unter Einbeziehung des prozessorientierten Wundmanagements.
- Führen Sie den VW unter Beachtung der sterilen Arbeitsweise bei einem Patienten durch.

3. Auswertung und Reflexion:
Die Auswertung soll im Anschluss an die Pflegehandlung in Form eines offenen Gesprächs mit dem Praxisanleiter erfolgen:
- Wie erging es Ihnen während der Pflegehandlung (positive und negative Rückmeldungen)?
- Wie haben Sie sich gefühlt?
- Konnten Sie sich in die Lage des Patienten hineinversetzen?
- Konnten die Pflegehandlungen wie geplant durchgeführt werden? (Ja, Nein, Begründungen).
- Welche Bedürfnisse des Patienten konnten Sie unmittelbar berücksichtigen?
- Wo gab es für Sie Probleme (Kommunikation, fachliche Fertigkeiten, emotionale Betroffenheit)?
- Reflektieren Sie Ihre Vorgehensweise. Welche Ziele haben Sie erreicht?
- Worauf werden Sie bei einem VW bei einem Patienten zukünftig achten?

4. Erstellen Sie im Anschluss an das Gespräch eine schriftliche Zusammenfassung der Ergebnisse unter Berücksichtigung der aufgeführten Leitfragen.

4.10 Lerneinheit I.8: Wach sein und schlafen

Beratung und Durchführung beruhigender und schlaffördernder physikalischer Maßnahmen bei einem Patienten mit einer akuten oder chronischen Schlafstörung

KrPflAPrV: Themenbereich 1: Pflegesituationen bei Menschen aller Altergruppen erkennen, erfassen und bewerten
APflAPrV: Lernfeld 1.3: Alte Menschen personen- und situationsbezogen pflegen

Kommentar:
Die ATL »*Wach sein und schlafen*« befasst sich mit den beiden ständig wechselnden und lebensrhythmusbestimmenden Polen **Aktivität** im Sinne von »etwas erleben und unternehmen« und **Passivität** im Sinne von »ausruhen, regenerieren«. Der menschliche Körper hat nur eine begrenzte Energiereserve zur Verfügung, um die täglichen Aufgaben und Aktivitäten bewältigen zu können. Im Schlaf regeneriert sich der Körper und sammelt Energie für den nächsten Tag. Veränderungen des Schlafverhaltens erleben viele Menschen als gravierende Störung, die das Wohlbefinden nachhaltig beeinflusst.

Pflegesituation:
Beratung und Durchführung beruhigender und schlaffördernder physikalischer Maßnahmen bei einem Patienten mit einer akuten oder chronischen Schlafstörung.

Ziele:
- Die Schüler verstehen die Bedeutung des individuellen Schlaf-/Wach-Rhythmus für den Patienten unter Berücksichtigung altersgemäßer individueller Schlafunterschiede und unterschiedlicher Schlafbedürfnisse.
- Die Schüler setzen sich mit den einzelnen Phasen des Schlafzyklus auseinander und kennen physiologische Veränderungen im Schlaf.
- Die Schüler kennen unterschiedliche Formen von Schlafstörungen, deren Ursachen und die erforderlichen Gegenmaßnahmen.
- Die Schüler setzen sich mit der Problematik von Schlafmitteln (Hypnotika) für den Patienten auseinander.
- Die Schüler kennen verschiedene physikalische Maßnahmen zur Förderung einer gesunden Schlafhygiene und wenden diese ressourcenorientiert innerhalb einer Pflegesituation bei einem Patienten mit einer Schlafstörung an.

Kompetenzen:
Die Lernaufgabe soll in erster Linie folgende Kompetenzen fördern:
- **Fachliche Kompetenz** (u. a. Schlafzyklus, individuelle Schlafgewohnheiten, unterschiedliches Schlafbedürfnis, Schlafstörungen, schlafunterstützende Maßnahmen, Beobachtung des Bewusstseins, erwünschte und unerwünschte Wirkungsweisen von Schlafmitteln).
- **Methodische Kompetenz** (Probleme gezielt und systematisch unter Einbeziehung von Informationen und in der Zusammenarbeit mit anderen Berufsgruppen lösen).
- **Sozial-kommunikative Kompetenz** (Pflege als Interaktion, interaktive Kompetenz, Perspektivwechsel und Empathie).
- **Personalkompetenz** (Fähigkeit, Entscheidungen und pflegerische Handlungen zu reflektieren).

Aufgabenstellung:

1. Vorüberlegungen zur Lernaufgabe:
- Stellen Sie sich vor, Sie sind zu einer Feier eingeladen, die erst in den Morgenstunden endet, müssen allerdings um 6.00 Uhr zum Frühdienst wieder auf der Station sein. Welche Auswirkungen kann ein Schlafmangel auf Ihr Wohlbefinden haben?
- Halten Sie Ihre Überlegungen in schriftlicher Form fest.

▶

2. Praktische Durchführung:

- Planen Sie mit Hilfe Ihres Praxisanleiters prozessorientiert physikalische Maßnahmen innerhalb einer Pflegesituation bei einem Patienten mit einer akuten oder chronischen Schlafstörung.
- Führen Sie die geplanten pflegerischen Interventionen durch. Beachten Sie während der pflegerischen Tätigkeit verbale und nonverbale Signale des Patienten und stimmen Sie Ihre Vorgehensweise darauf ab.

3. Auswertung und Reflexion:

Die Auswertung soll im Anschluss an die Pflegehandlung in Form eines offenen Gesprächs mit dem Praxisanleiter erfolgen:

- Wie erging es Ihnen während der Pflegehandlung (positive und negative Rückmeldungen)?
- Wie haben Sie sich gefühlt?
- Konnten Sie sich in die Lage des Patienten hineinversetzen?
- Konnten die Pflegehandlungen wie geplant durchgeführt werden? (Ja, Nein, Begründungen).
- Welche Bedürfnisse des Patienten konnten Sie unmittelbar berücksichtigen?
- Wo gab es für Sie Probleme (Kommunikation, fachliche Fertigkeiten, emotionale Betroffenheit)?
- Reflektieren Sie Ihre Vorgehensweise. Welche Ziele haben Sie erreicht?
- Worauf werden Sie bei der Durchführung physikalischer Maßnahmen zur gesunden Schlafhygiene zukünftig achten?

4. Erstellen Sie im Anschluss an das Gespräch eine schriftliche Zusammenfassung der Ergebnisse unter Berücksichtigung der aufgeführten Leitfragen.

5 Praktische Lernaufgaben für das zweite Ausbildungsjahr

5.1 Lerneinheit I.34: Psychisch beeinträchtigte und verwirrte Menschen pflegen

Aufbau einer professionellen Beziehung zu einem psychisch beeinträchtigten Patienten in einer psychiatrischen Abteilung unter Einbeziehung des Modells der »Interpersonalen Beziehung in der Krankenpflege« von *Hildegard Peplau*

KrPflAPrV:	Themenbereich 2: Pflegemaßnahmen auswählen, durchführen und auswerten
	Themenbereich 4: Bei der Entwicklung von Rehabilitationskonzepten mitwirken und diese in das Pflegehandeln integrieren
APflAPrV:	Lernfeld 1.2: Pflege alter Menschen planen, durchführen, dokumentieren und evaluieren
	Lernfeld 1.5: Bei der medizinischen Diagnostik und Therapie mitwirken

Kommentar:

Als **Psychiatrie** bezeichnet man die medizinische Teildisziplin, die sich mit der Behandlung seelischer Erkrankungen befasst.

Mit der Psychiatriereform in den sechziger und siebziger Jahren des letzten Jahrhunderts kam es in den meisten westlichen Ländern zu einer Anerkennung seelischer Erkrankungen als eigenständiges Krankheitsbild.

Die Wahrnehmung von Menschen mit psychischen Erkrankungen lässt sich geschichtlich weit zurückverfolgen. So gab es schon immer und zu jeder Zeit Priester, Gelehrte und Ärzte, die sich über psychische Störungen und mögliche Abhilfen Gedanken machten. Der Umgang mit den Betroffenen war dabei allerdings immer sehr stark geprägt von dem vorherrschenden Menschenbild der jeweiligen Epoche. Die Verfolgung psychisch Kranker als Hexen durch die Inquisition begann im Mittelalter und dauerte bis in die Neuzeit hinein. Im 15. und 16. Jahrhundert entstanden z. B. »Narrenkäfige« und »Tollhäuser«. Die Geschichte der Psychiatrie ist seit jeher geprägt von den Aspekten der »Humanität und des Fortschritts« auf der einen Seite und der »Menschenverachtung und Unterdrückung« andererseits. Die Psychiatrie als medizinische Wissenschaft etablierte sich erst im 19. Jahrhundert. Die ebenfalls noch relativ jungen Aktivitäten der psychiatrischen Pflege in Richtung Spezialisierung und Professionalisierung zogen ebenfalls umfassende Veränderungen des Tätigkeitsspektrums und des beruflichen Selbstverständnisses von psychiatrischer Pflege nach sich.

Pflegesituation:

Aufbau einer professionellen Beziehung zu einem psychisch beeinträchtigten Patienten in einer psychiatrischen Abteilung unter Einbeziehung des Modells der »Interpersonalen Beziehung in der Krankenpflege« von *Hildegard Peplau*.

Ziele:

- Die Schüler entwickeln ein Bewusstsein für die Situation psychisch beeinträchtigter und verwirrter Menschen.
- Die Schüler sind in der Lage, einen professionellen Beziehungsaufbau auf der Grundlage des Modells der »Interpersonalen Beziehung in der Krankenpflege« zu einem psychiatrisch beeinträchtigten Menschen prozesshaft aufzubauen.

Kompetenzen:

Die Lernaufgabe soll in erster Linie folgende Kompetenzen fördern:
- **Fachliche Kompetenz** (u. a. Lebenslage psychisch beeinträchtigter und verwirrter Menschen, professioneller Beziehungsaufbau anhand des Modells von *Peplau*).
- **Methodische Kompetenz** (Probleme gezielt und systematisch unter Einbeziehung von Informationen und in der Zusammenarbeit mit anderen Berufsgruppen lösen).

▶

- **Sozial-kommunikative Kompetenz** (Pflege als Interaktion, interaktive Kompetenz, Perspektivwechsel und Empathie).
- **Personalkompetenz** (Fähigkeit, Entscheidungen und pflegerische Handlungen zu reflektieren, Balance zwischen Nähe und Distanz).

Aufgabenstellung:

1. Vorüberlegungen zur Lernaufgabe:
- Was heißt »normal«? Was heißt »verrückt«?
- Wie reagieren Sie auf »verrückte« und verwirrte Menschen?
- Hat Ihnen schon einmal jemand gesagt, Sie seien »verrückt«?
- Halten Sie Ihre Überlegungen in schriftlicher Form fest.

2. Praktische Durchführung:
- Planen Sie mit Hilfe des Praxisanleiters prozessorientiert unter Einbeziehung pflegewissenschaftlicher Grundlagen (siehe oben) einen professionellen Beziehungsaufbau zu einem psychisch beeinträchtigten Menschen.
- Führen Sie die geplanten pflegerischen Interventionen über einen bestimmten Zeitraum durch. Überlegen Sie, welche Rollen Sie zu welchem Zeitpunkt für den Patienten einnehmen.

3. Auswertung und Reflexion:
Die Auswertung soll im Anschluss an die Pflegehandlung sowohl in Form eines offenen Gesprächs mit dem Praxisanleiter erfolgen als auch im Rahmen einer formativen Evaluation prozesshaft begleitet werden.
- Wie erging es Ihnen während der Pflegehandlung/Beziehungsgestaltung (positive und negative Rückmeldungen)?
- Wie haben Sie sich gefühlt?
- Konnten Sie sich in die Lage des Patienten hineinversetzen?
- Konnte die Pflegehandlung/Beziehungsgestaltung wie geplant durchgeführt werden? (Ja, Nein, Begründungen).
- Welche Bedürfnisse des Patienten konnten Sie unmittelbar berücksichtigen?
- Wo gab es für Sie Probleme (Kommunikation, fachliche Fertigkeiten, emotionale Betroffenheit)?
- Reflektieren Sie Ihre Vorgehensweise. Welche Ziele haben Sie erreicht?
- Worauf werden Sie bei der professionellen Beziehungsgestaltung zukünftig achten?

4. Erstellen Sie im Anschluss an das Gespräch eine schriftliche Zusammenfassung der Ergebnisse unter Berücksichtigung der aufgeführten Leitfragen.

5.1.1 Lerneinheit I.34: Psychisch beeinträchtigte und verwirrte Menschen pflegen

Pflege und Betreuung eines Menschen mit einer demenziellen Veränderung im stationären und/oder ambulanten Sektor.

KrPflAPrV: Themenbereich 2: Pflegemaßnahmen auswählen, durchführen und auswerten
Themenbereich 4: Bei der Entwicklung von Rehabilitationskonzepten mitwirken und diese in das Pflegehandeln integrieren
APflAPrV: Lernfeld 1.2: Pflege alter Menschen planen, durchführen, dokumentieren und evaluieren
Lernfeld 1.5: Bei der medizinischen Diagnostik und Therapie mitwirken

Kommentar:
Etwa 7 % der über 65-Jährigen in Deutschland weisen eine schwere und 10 % eine mittlere Demenz auf. In Deutschland sind gegenwärtig fast eine Million Menschen von einer demenziellen Veränderung betroffen (ca. 9 % der älteren Bevölkerung). Bis zum Jahr 2030 wird sich die Zahl der Erkrankten um über eine halbe Million erhöhen und bis zum Jahr 2050 verdoppelt haben (vgl. www.deutsche-alzheimer.de). Diese Zahlen machen deutlich, dass die Aufgaben und die damit verbundenen pflegerischen Herausforderungen zunehmend an Bedeutung gewinnen.

▶

Bei Menschen mit einer Demenz kommt es zu Gedächtnisstörungen und zum Verlust höherer Hirnfunktionen. Dieser Verlust trifft jedoch nicht die emotionale Erlebnisfähigkeit der Betroffenen. Diese Fähigkeit stellt für die Pflege eine wichtige Zugangsmöglichkeit und Ressource in der Kommunikation mit Menschen mit einer Demenz dar (*Welling* 2005, S. 14, 21).

Pflegesituation:
Pflege und Betreuung eines Menschen mit einer demenziellen Veränderung im stationären und/oder ambulanten Sektor.

Ziele:
- Die Schüler setzen sich mit der Bedeutung von Gedächtnisstörungen für den einzelnen Menschen auseinander.
- Die Schüler verstehen die Bedeutung der nonverbalen Kommunikation im Umgang mit Menschen mit einer demenziellen Veränderung.
- Die Schüler führen eine patientenorientierte Pflege eines Menschen mit einer demenziellen Veränderung unter Beachtung kommunikativer, sozialer und fachlicher Aspekte unter Einbeziehung pflegewissenschaftlicher Grundlagen durch.
- Die Schüler begründen die gewählten pflegerischen Interventionen.

Kompetenzen:
Die Lernaufgabe soll in erster Linie folgende Kompetenzen fördern:
- **Fachliche Kompetenz** (u. a. Epidemiologie von demenziellen Erkrankungen und deren Bedeutung für die Menschen in Deutschland, neurobiologische Grundlagen, Formen der Demenz, Diagnostik und Therapie (medikamentöse und nicht medikamentöse Behandlung), Grundlagen der nonverbalen Kommunikation, Kenntnisse der Pflegeversicherung und des Betreuungsrechts, Möglichkeiten der Entlastung pflegender Angehörigen, pflegerische Interventionen auf der Grundlage pflegewissenschaftlicher Erkenntnisse (z. B. personenzentrierter Ansatz von Tom Kitwood, Validation nach Naomi Feil, Integrative Validation nach Nicole Richard, Konzept der Vertrautheit nach Corry Bosch).
- **Sozial-kommunikative Kompetenz** (Pflege als Interaktion, interaktive Kompetenz, Perspektivwechsel und Empathie)
- **Methodische Kompetenz** (körperliche Ausdrucksformen wahrnehmen, beobachten und dokumentieren, Informationen strukturieren und systematisieren, Zusammenarbeit mit anderen Berufsgruppen)

Aufgabenstellung:

1. Vorüberlegungen zur Lernaufgabe:
Den Verlust erspüren:
- Nehmen Sie sich fünf Moderationskarten und schreiben Sie auf jede Karte eine Lieblingsbeschäftigung oder eine Aktivität, die Ihnen in Ihrem Leben sehr wichtig ist.
- Denken Sie über den Spaß und die Freude nach, die Ihnen diese Beschäftigungen bereiten.
- Suchen Sie sich einen Partner, der Ihnen zwei Karten und damit zwei Lieblingsbeschäftigungen wegnimmt.
- Wie haben Sie sich gefühlt, als Ihnen die Karten mit den Dingen, die Sie gern tun, weggenommen wurden?
- Welchen Erkenntnisgewinn hat Ihnen diese Selbsterfahrungsübung für die Pflege und Begleitung von Menschen mit Demenz gebracht (*Welling* 2005, S. 27)?

2. Praktische Durchführung:
- Planen Sie mit Hilfe des Praxisanleiters eine patientenorientierte, prozesshafte Pflege eines Menschen mit einer demenziellen Veränderung. Berücksichtigen Sie dabei die Ressourcen und Bedürfnisse des Patienten.
- Führen Sie die geplanten pflegerischen Interventionen durch. Beachten Sie während der Pflegehandlung verbale und besonders nonverbale Signale des Menschen mit der demenziellen Veränderung und stimmen Sie Ihre Handlungsweise darauf ab.

▶

3. Auswertung und Reflexion:

Die Auswertung soll im Anschluss an die Pflegehandlung in Form eines offenen Gesprächs mit dem Praxisanleiter erfolgen:

- Wie erging es Ihnen während der Pflegehandlung (positive und negative Rückmeldungen).
- Wie haben Sie sich gefühlt?
- Konnten Sie sich in die Lage des Patienten hineinversetzten?
- Haben Sie die Intimsphäre des Patienten gewahrt?
- Konnten die Pflegehandlungen wie geplant durchgeführt werden? (Ja, nein, Begründungen).
- Welche Bedürfnisse des Patienten konnten Sie unmittelbar berücksichtigen?
- Wo gab es für Sie Probleme (Bereich Kommunikation, fachliche Fertigkeiten, emotionale Betroffenheit)?
- Reflektieren Sie ihre Vorgehensweise. Welche Ziele haben Sie erreicht?
- Worauf werden Sie bei der Pflege und Begleitung von Menschen mit einer dementiellen Veränderung zukünftig achten?

4. Erstellen Sie im Anschluss an das Gespräch eine schriftliche Zusammenfassung der Ergebnisse unter Berücksichtigung der aufgeführten Leitfragen.

5.2 Lerneinheit I.14: Bei der Infusionstherapie assistieren

Pflegerische Versorgung eines Patienten mit einer Infusionstherapie im stationären oder ambulanten Bereich

KrPflΛPrV: Themenbereich 8: Bei der medizinischen Diagnostik und Therapie mitwirken
APflAPrV: Lernfeld 1.5: Bei der medizinischen Diagnostik und Therapie mitwirken

Kommentar:

Eine Infusionstherapie im modernen Sinne wurde erst möglich, als Vorstellungen über die Flüssigkeitsräume des Körpers und die Zusammensetzung der Körperflüssigkeiten erarbeitet worden waren. Von dem ersten fehlgeschlagenen Infusionsversuch am Menschen im Jahre 1657 in England dauerte es noch bis zum 20. Jahrhundert, ehe die Infusionstherapie eine anerkannte Methode wurde. Inzwischen gehört die Infusionstherapie zum medizinischen und pflegerischen Alltag. Infusionen ermöglichen die Zufuhr von Eiweißen, Kohlenhydraten, Fetten, Medikamenten, Elektrolyten, Flüssigkeiten, Blutersatzstoffen und Blut.

Pflegesituation:

Pflegerische Versorgung eines Patienten mit einer Infusionstherapie im ambulanten oder stationären Bereich.

Ziele:

- Die Schüler verstehen, dass die Infusionstherapie bei einem Patienten grundsätzlich innerhalb einer Pflegesituation unter kommunikativen und interaktiven Gesichtspunkten stattfindet.
- Die Schüler erwerben Fertigkeiten, die sie zur Assistenz beim Legen eines venösen Zugangs, zum Vorbereiten einer Infusion und zum Überwachen der Infusionstherapie bei Menschen aller Altersgruppen befähigt.
- Die Schüler führen eine Infusionstherapie bei einem Patienten unter Einbeziehung pflegewissenschaftlicher, fachlicher und kommunikativer Aspekte sach- und fachgerecht durch.

▶

Kompetenzen:

Die Lernaufgabe soll in erster Linie folgende Kompetenzen fördern:

- **Fachliche Kompetenz** (Grundsätze beim Umgang mit Infusionsgeräten, pflegerische Assistenzaufgaben, Vorbereiten einer Infusion, Überwachen des Infusionsprogramms und des Patienten, Überwachen und Versorgen des venösen Zugangs, Maßnahmen zum Vermeiden bzw. beim Auftreten von Komplikationen).
- **Methodische Kompetenz** (Probleme gezielt und systematisch unter Einbeziehung von Informationen und in der Zusammenarbeit mit anderen Berufsgruppen lösen).
- **Sozial-kommunikative Kompetenz** (Pflege als Interaktion, interaktive Kompetenz, Perspektivwechsel und Empathie).

Aufgabenstellung:

1. Vorüberlegungen zur Lernaufgabe:

- Was würde es für Sie bedeuten, einen venösen Zugang gelegt und eine Infusion zu bekommen? Wie würden Sie sich in dieser Situation fühlen? Was würden Sie von den Pflegenden erwarten?
- Halten Sie Ihre Überlegungen in schriftlicher Form fest.

2. Praktische Durchführung:

- Bereiten Sie mit Hilfe des Praxisanleiters eine angeordnete Infusionstherapie mit Medikamentenzusatz bei einem Patienten vor.
- Schließen Sie die vorbereitete Infusion unter Beachtung fachlicher, sozialer und kommunikativer Regeln bei einem Patienten mit einem periphervenösen oder zentralvenösen Zugang unter Beaufsichtigung des Praxisanleiters an.
- Achten Sie vor allem im Rahmen der Krankenbeobachtung auf eventuell auftretende Komplikationen bei dem Patienten.
- Dokumentieren Sie die durchgeführte Maßnahme.

3. Auswertung und Reflexion:

Die Auswertung soll im Anschluss an die Pflegehandlung in Form eines offenen Gesprächs mit dem Praxisanleiter erfolgen:

- Wie erging es Ihnen während der Pflegehandlung (positive und negative Rückmeldungen)?
- Wie haben Sie sich gefühlt?
- Konnten Sie sich in die Lage des Patienten hineinversetzen?
- Konnten die Pflegehandlungen wie geplant durchgeführt werden? (Ja, Nein, Begründungen).
- Welche Bedürfnisse des Patienten konnten Sie unmittelbar berücksichtigen?
- Wo gab es für Sie Probleme (Kommunikation, fachliche Fertigkeiten, emotionale Betroffenheit)?
- Reflektieren Sie Ihre Vorgehensweise. Welche Ziele haben Sie erreicht?
- Worauf werden Sie bei der Vorbereitung und Durchführung einer Infusionstherapie bei einem Patienten zukünftig achten?

4. Erstellen Sie im Anschluss an das Gespräch eine schriftliche Zusammenfassung der Ergebnisse unter Berücksichtigung der aufgeführten Leitfragen.

5.3 Lerneinheit I.16: Bei Diagnose- und Therapieverfahren assistieren

Durchführung einer präoperativen Pflegevisite bei einem Patienten auf der chirurgischen oder gynäkologischen Abteilung

KrPflAPrV: Themenbereich 8: Bei der medizinischen Diagnostik und Therapie mitwirken
APflAPrV: Lernfeld 1.5: Bei der medizinischen Diagnostik und Therapie mitwirken

Kommentar:
Eine diagnostische oder therapeutische Maßnahme kann für Pflegende so alltäglich sein, dass sie sich überhaupt keine Gedanken mehr darüber machen. Dies trifft auch auf venöse Blutentnahmen zu. Bei vielen Patienten wird routinemäßig Blut entnommen. Selbstverständlich ist die Venenpunktion an sich nicht belastend. Der Einstich in die Vene ist kaum spürbar. Die psychische Belastung kann jedoch sehr groß sein, weil das Ergebnis der Blutuntersuchung weitreichende Konsequenzen haben kann. Gefühle der Unsicherheit sind kennzeichnend für die Erfahrung von Menschen, die sich einer diagnostischen oder therapeutischen Maßnahme unterziehen müssen. Besonders die Zeit vor einer Operation ist für die meisten Patienten mit großen Ängsten verbunden. Gegen diese Ängste und zur Sicherung der Pflegequalität hat sich hier die prä- und postoperative Pflegevisite bewährt.

Pflegesituation:
Durchführung einer präoperativen Pflegevisite bei einem Patienten auf der chirurgischen oder gynäkologischen Abteilung.

Ziele:
- Die Schüler verstehen die Ängste und Unsicherheiten von Patienten, die sich diagnostischen und therapeutischen Maßnahmen unterziehen müssen.
- Die Schüler verstehen die Bedeutung der psychosozialen Betreuung im Rahmen der präoperativen Pflegevisite.
- Die Schüler kennen die Inhalte und Abläufe einer präoperativen Pflegevisite.
- Die Schüler führen eine präoperative Pflegevisite bei einem Patienten, der sich einer Operation unterziehen muss, durch.

Kompetenzen:
Die Lernaufgabe soll in erster Linie folgende Kompetenzen fördern:
- **Fachliche Kompetenz** (prä- und postoperative Pflegemaßnahmen, Assistenzaufgaben bei diagnostischen und therapeutischen Maßnahmen, Ablauf, Inhalte und Intention einer prä- und postoperativen Pflegevisite).
- **Methodische Kompetenz** (Probleme gezielt und systematisch unter Einbeziehung von Informationen und in der Zusammenarbeit mit anderen Berufsgruppen lösen).
- **Sozial-kommunikative Kompetenz** (Pflege als Interaktion, interaktive Kompetenz, Perspektivwechsel und Empathie).
- **Personalkompetenz** (Fähigkeit, Entscheidungen und pflegerische Handlungen zu reflektieren, Balance zwischen Nähe und Distanz).

Aufgabenstellung:

1. Vorüberlegungen zur Lernaufgabe:
- Mussten Sie sich schon einmal einer Operation unterziehen?
- Wurden bei Ihnen diagnostische Maßnahmen durchgeführt? Wie haben Sie sich dabei gefühlt? Was hätten Sie sich in dieser Situation gewünscht?
- Halten Sie Ihre Überlegungen in schriftlicher Form fest.

▶

2. Praktische Durchführung:

- Planen Sie mit Hilfe des Praxisanleiters unter Berücksichtigung pflegewissenschaftlicher, sozialer und kommunikativer Aspekte prozessorientiert eine präoperative Pflegevisite bei einem Patienten, der sich einer Operation unterziehen muss.
- Führen Sie die präoperative Pflegevisite bei dem Patienten durch. Gehen Sie dabei auf die individuellen Bedürfnisse des Patienten ein.

3. Auswertung und Reflexion:

Die Auswertung soll im Anschluss an die Pflegehandlung in Form eines offenen Gesprächs mit dem Praxisanleiter erfolgen:

- Wie erging es Ihnen während der Pflegehandlung (positive und negative Rückmeldungen)?
- Wie haben Sie sich gefühlt?
- Konnten Sie sich in die Lage des Patienten hineinversetzen?
- Konnten die Pflegehandlungen wie geplant durchgeführt werden? (Ja, Nein, Begründungen).
- Welche Bedürfnisse des Patienten konnten Sie unmittelbar berücksichtigen?
- Wo gab es für Sie Probleme (Kommunikation, fachliche Fertigkeiten, emotionale Betroffenheit)?
- Reflektieren Sie Ihre Vorgehensweise. Welche Ziele haben Sie erreicht?
- Worauf werden Sie bei der Durchführung der präoperativen Pflegevisite zukünftig achten?

4. Erstellen Sie im Anschluss an das Gespräch eine schriftliche Zusammenfassung der Ergebnisse unter Berücksichtigung der aufgeführten Leitfragen.

5.4 Lerneinheit III.4: Menschen aus fremden Kulturen

Pflege eines Migranten im stationären oder ambulanten Bereich unter Einbeziehung der Theorie der »Kulturellen Fürsorgevielfalt« von *Madeleine Leininger*

KrPflAPrV: Themenbereich 5: Pflegehandeln personenbezogen ausrichten
APflAPrV: Lernfeld 2.1: Lebenswelten und soziale Netzwerke alter Menschen beim altenpflegerischen Handeln berücksichtigen

Kommentar:
Die Pflege ist geprägt durch ihr kulturelles Umfeld und durch den sozialen Hintergrund der Pflegenden. Schon innerhalb der eigenen Kultur kann es dabei zu schichtspezifischen Missverständnissen und Kommunikationsstörungen kommen. Wir neigen außerdem alle dazu, interkulturelle Missverständnisse nicht als solche zu erkennen, sondern als Mangel an gutem Benehmen oder gar als Charakterfehler des Gegenübers zu interpretieren. Dabei bedarf es lediglich der notwendigen Information über eine Kultur, um dies zu verhindern.

Pflegesituation:
Pflege eines Migranten im stationären oder ambulanten Bereich unter Einbeziehung der Theorie der »Kulturellen Fürsorgevielfalt« von *Madeleine Leininger*.

Ziel:
- Die Schüler sind befähigt, unter Zuhilfenahme ausgesuchter interkultureller Theoreme, ein kulturspezifisches Verständnis für andere Lebensansichten zu entwickeln, um sich gegenüber Menschen aus fremden Kulturen solidarisch zu verhalten und eine patientenorientierte interkulturelle Pflege zu planen, durchzuführen und zu evaluieren.

▶

Kompetenzen:

Die Lernaufgabe soll in erster Linie folgende Kompetenzen fördern:

- **Fachliche Kompetenz** (soziokulturelle Situation von Migranten in Deutschland, religiöse Vorstellungen und Traditionen aus fremden Kulturen, gesund sein/krank sein in fremden Kulturen, interkulturelle und transkulturelle Pflege nach *Leininger*).
- **Methodische Kompetenz** (Probleme gezielt und systematisch unter Einbeziehung von Informationen und in der Zusammenarbeit mit anderen Berufsgruppen lösen).
- **Sozial-kommunikative Kompetenz** (Pflege als Interaktion, interaktive Kompetenz, Perspektivwechsel und Empathie).
- **Personalkompetenz** (Fähigkeit, Entscheidungen und pflegerische Handlungen zu reflektieren, Balance zwischen Nähe und Distanz).

Aufgabenstellung:

1. Vorüberlegungen zur Lernaufgabe:
- Wie reagieren Sie auf Menschen aus fremden Kulturen?
- Was fasziniert Sie an ihnen, was stößt Sie ab, was macht Ihnen Angst?
- Halten Sie Ihre Überlegungen in schriftlicher Form fest.

2. Praktische Durchführung:
- Planen Sie mit Hilfe des Praxisanleiters prozessorientiert eine pflegerische Intervention bei einem ausländischen Patienten unter Berücksichtigung fachlicher, sozialer und kommunikativer Aspekte auf der Grundlage des Sunrise-Modells von Leininger.
- Führen Sie die geplanten pflegerischen Interventionen durch. Gehen Sie dabei auf die individuellen Bedürfnisse des Patienten ein.

3. Auswertung und Reflexion:
Die Auswertung soll im Anschluss an die Pflegehandlung in Form eines offenen Gesprächs mit dem Praxisanleiter erfolgen:
- Wie erging es Ihnen während der Pflegehandlung (positive und negative Rückmeldungen)?
- Wie haben Sie sich gefühlt?
- Konnten Sie sich in die Lage des Patienten hineinversetzen?
- Konnten die Pflegehandlungen wie geplant durchgeführt werden? (Ja, Nein, Begründungen).
- Welche Bedürfnisse des Patienten konnten Sie unmittelbar berücksichtigen?
- Wo gab es für Sie Probleme (Kommunikation, fachliche Fertigkeiten, emotionale Betroffenheit)?
- Reflektieren Sie Ihre Vorgehensweise. Welche Ziele haben Sie erreicht?
- Worauf werden Sie bei der Pflege von Menschen aus fremden Kulturen zukünftig achten?

4. Erstellen Sie im Anschluss an das Gespräch eine schriftliche Zusammenfassung der Ergebnisse unter Berücksichtigung der aufgeführten Leitfragen.

5.5 Lerneinheit I.28: Besprechungen und Visiten durchführen

Gestaltung und Durchführung einer Pflegevisite bei einem Patienten auf der Station unter Einbeziehung einer anschließenden Übergabe aktueller Informationen an einen Kollegen des Teams

KrPflAPrV: Themenbereich 12: In Gruppen und Teams zusammenarbeiten
APflAPrV: Lernfeld 1.5: Bei der medizinischen Diagnostik und Therapie mitwirken

Kommentar:
Pflegende führen ständig Gespräche, die an Bedeutung und Wichtigkeit gewinnen können, wenn man sich ihrer Möglichkeiten und Grenzen bewusst ist. Die Kenntnis der Vorbereitung und der Struktur eines Gesprächs ist wichtig, um z.B. mit dem Patienten bewusst ein Gespräch führen zu

►

können. Außerdem erweist sich diese Kenntnis vor allem im Gespräch mit den Kollegen im Rahmen einer Dienstübergabe oder Pflegevisite als unerlässlich.

Pflegesituation:

Gestaltung und Durchführung einer Dienstübergabe im Anschluss an eine Versorgung von mehreren Patienten im Rahmen der Bereichspflege unter Einbeziehung einer pflegefachspezifischen Sprache und pflegerelevanter Informationen.

Ziele:

- Die Schüler verstehen die Bedeutung einer umfassenden und detaillierten Dienstübergabe im Rahmen der optimierten Patientenversorgung und Qualitätssicherung in der Pflege.
- Die Schüler führen eine umfassende, strukturierte und patientenorientierte Dienstübergabe unter Berücksichtigung des Pflegeprozesses und aller relevanten Dokumentationsunterlagen im Rahmen einer Besprechung durch.

Kompetenzen:

Die Lernaufgabe soll in erster Linie folgende Kompetenzen fördern:

- **Fachliche Kompetenz** (u. a. verschiedene Formen des organisierten Informationsaustausches im Bereich der Pflege: z. B. Dienstübergabe, Pflegevisite, Ablauf und Struktur einer Dienstübergabe).
- **Methodische Kompetenz** (Probleme gezielt und systematisch unter Einbeziehung von Informationen und in der Zusammenarbeit mit anderen Berufsgruppen lösen).
- **Sozial-kommunikative Kompetenz** (Pflege als Interaktion, interaktive Kompetenz, Perspektivwechsel und Empathie).
- **Personalkompetenz** (Fähigkeit, Entscheidungen und pflegerische Handlungen zu reflektieren, Balance zwischen Nähe und Distanz).

Aufgabenstellung:

1. Vorüberlegungen zur Lernaufgabe:
- Stellen Sie sich eine Gesprächssituation mit Ihrer Freundin oder Ihrem Freund vor. Sie berichten von den Vorkommnissen des Tages. Welche Gesprächsstruktur zeigt sich? Versteht Ihr Gegenüber immer die Bedeutung des Erzählten?
- Halten Sie Ihre Überlegungen in schriftlicher Form fest.

2. Praktische Durchführung:
- Planen Sie mit Hilfe des Praxisanleiters prozesshaft eine patientenorientierte Pflege mehrerer Patienten im Rahmen der Bereichspflege und führen Sie diese durch.
- Führen Sie eine ausführliche und strukturierte Dienstübergabe unter Berücksichtigung aller relevanten Dokumentationsunterlagen im Rahmen einer Dienstbesprechung durch.

3. Auswertung und Reflexion:
Die Auswertung soll im Anschluss an die Pflegehandlung in Form eines offenen Gesprächs mit dem Praxisanleiter erfolgen:
- Wie erging es Ihnen während der Dienstübergabe (positive und negative Rückmeldungen)?
- Wie haben Sie sich gefühlt?
- Konnten Sie sich in die Lage der Patienten hineinversetzen und die relevanten Informationen weitergeben?
- Wo gab es für Sie Probleme (Kommunikation, fachliche Fertigkeiten, emotionale Betroffenheit)?
- Reflektieren Sie Ihre Vorgehensweise. Welche Ziele haben Sie erreicht?
- Worauf werden Sie bei der Dienstübergabe zukünftig achten?

4. Erstellen Sie im Anschluss an das Gespräch eine schriftliche Zusammenfassung der Ergebnisse unter Berücksichtigung der aufgeführten Leitfragen.

5.5.1 Lerneinheit I.28: Besprechungen und Visiten durchführen

Gestaltung und Durchführung einer Pflegevisite bei einem Patienten auf der Station/ im ambulanten Bereich unter Einbeziehung einer anschließenden Übergabe aktueller Informationen an einen Kollegen des Teams

KrPflAPrV: Themenbereich 12: In Gruppen und Teams zusammenarbeiten
APflAPrV: Lernfeld 1.5: Bei der medizinischen Diagnostik und Therapie mitwirken

Kommentar:
Pflegende führen ständig Gespräche, die an Bedeutung und Wichtigkeit gewinnen können, wenn man sich ihrer Möglichkeiten und Grenzen bewusst ist. Die Kenntnis der Vorbereitung und der Struktur eines Gesprächs ist wichtig, um z.B. mit dem Patienten bewusst ein Gespräch führen zu können. Außerdem erweist sich diese Kenntnis vor allem im Gespräch mit den Kollegen im Rahmen einer Dienstübergabe oder Pflegevisite als unerlässlich.

Pflegesituation:
Gestaltung und Durchführung einer Pflegevisite bei einem Patienten auf der Station oder im ambulanten Bereich unter Einbeziehung einer anschließenden Übergabe aktueller Informationen an einen Kollegen des Teams.

Ziele:
- Die Schüler verstehen die Bedeutung einer umfassenden und detaillierten Dienstübergabe im Rahmen der optimierten Patientenversorgung und Qualitätssicherung in der Pflege.
- Die Schüler führen eine umfassende, strukturierte und patientenorientierte Dienstübergabe unter Berücksichtigung des Pflegeprozesses und aller relevanten Dokumentationsunterlagen im Rahmen einer Besprechung durch.

Kompetenzen:
Die Lernaufgabe soll in erster Linie folgende Kompetenzen fördern:
- **Fachliche Kompetenz** (u.a. verschiedene Formen des organisierten Informationsaustausches im Bereich der Pflege: z.B. Dienstübergabe, Pflegevisite, Ablauf und Struktur einer Dienstübergabe).
- **Methodische Kompetenz** (Probleme gezielt und systematisch unter Einbeziehung von Informationen und in der Zusammenarbeit mit anderen Berufsgruppen lösen).
- **Sozial-kommunikative Kompetenz** (Pflege als Interaktion, interaktive Kompetenz, Perspektivwechsel und Empathie).
- **Personalkompetenz** (Fähigkeit, Entscheidungen und pflegerische Handlungen zu reflektieren, Balance zwischen Nähe und Distanz).

Aufgabenstellung:

1. Vorüberlegungen zur Lernaufgabe:
- Stellen Sie sich eine Gesprächssituation mit Ihrer Freundin oder Ihrem Freund vor. Sie berichten von den Vorkommnissen des Tages. Welche Gesprächsstruktur zeigt sich? Versteht Ihr Gegenüber immer die Bedeutung des Erzählten?
- Halten Sie Ihre Überlegungen in schriftlicher Form fest.

2. Praktische Durchführung:
- Planen Sie mit Hilfe des Praxisanleiters eine Pflegevisite bei einem Patienten auf der Station oder im ambulanten Bereich und führen Sie diese durch.
- Führen Sie eine ausführliche und strukturierte Dienstübergabe des Patienten unter Berücksichtigung aller relevanten Dokumentationsunterlagen an einen Kollegen durch.

3. Auswertung und Reflexion:
Die Auswertung soll im Anschluss an die Pflegehandlung in Form eines offenen Gesprächs mit dem Praxisanleiter erfolgen:

▶

- Wie erging es Ihnen während der Dienstübergabe (positive und negative Rückmeldungen)?
- Wie haben Sie sich gefühlt?
- Konnten Sie sich in die Lage der Patienten hineinversetzen und die relevanten Informationen weitergeben?
- Wo gab es für Sie Probleme (Kommunikation, fachliche Fertigkeiten, emotionale Betroffenheit)?
- Reflektieren Sie Ihre Vorgehensweise. Welche Ziele haben Sie erreicht?
- Worauf werden Sie bei der Dienstübergabe zukünftig achten?

4. Erstellen Sie im Anschluss an das Gespräch eine schriftliche Zusammenfassung der Ergebnisse unter Berücksichtigung der aufgeführten Leitfragen.

5.6 Lerneinheit I.29: Die Pflegebedürftigen aufnehmen, verlegen und entlassen

Pflegerische Entlassungsplanung für die Überleitung eines Patienten aus dem Akutkrankenhaus in eine andere Pflegeeinrichtung, mit dem Ziel, die individuelle und kontinuierliche Versorgung sicherzustellen

KrPflAPrV: Themenbereich 3: Unterstützung, Beratung und Anleitung in gesundheits- und pflege-relevanten Fragen fachkundig gewährleisten

APflAPrV: Lernfeld 1.4: Anleiten, beraten und Gespräche führen

Kommentar:
Ziel der pflegerischen Entlassungsplanung ist die kontinuierliche Versorgung des Patienten. Diese ist durch den Wechsel der Pflegeeinrichtung nicht immer gewährleistet. Es kann zu Versorgungs-brüchen kommen, die sich negativ auf das Wohlbefinden, die Lebensqualität, die Compliance und die Zufriedenheit des Patienten auswirken können.

Pflegesituation:
Gestaltung und Durchführung einer pflegerischen Entlassungsplanung bei einem Patienten, der von einer Pflegestation des Akutkrankenhauses in eine andere Pflegeeinrichtung wechselt.

Ziele:
- Die Schüler verstehen die Bedeutung einer umfassenden, individuellen und bedarfsgerechten Entlassungsplanung.
- Die Schüler ermitteln den pflegerischen Unterstützungsbedarf eines Patienten mit Blick auf die Planung und Organisation der weiteren Versorgung.
- Die Schüler erstellen ein Konzept für eine frühzeitig initiierte, an den Wünschen und Pflege-defiziten des Patienten orientierte Entlassungsplanung.

Kompetenzen:
Die Lernaufgabe soll in erster Linie folgende Kompetenzen fördern:
- **Fachliche Kompetenz** (u.a. verschiedenen Formen der organisierten Informationsverarbeitung im Bereich der Pflege: z.B. Nutzen der bestehenden Pflegedokumentation, Ergänzungen durch eigene Recherchen).
- **Methodische Kompetenz** (Probleme gezielt und systematisch unter Einbeziehung von Informa-tionen und in der Zusammenarbeit mit anderen Berufsgruppen lösen).
- **Sozial-kommunikative Kompetenz** (Pflege als Interaktion, interaktive Kompetenz, Perspektiv-wechsel und Empathie).
- **Personalkompetenz** (Fähigkeit, Entscheidungen und pflegerische Handlungen zu reflektieren, Balance zwischen Nähe und Distanz).

▶

Aufgabenstellung:

1. Vorüberlegungen zur Lernaufgabe:
- Versetzen Sie sich in die Lage eines Menschen, der ab morgen für längere Zeit in einer ihm völlig unbekannten Umgebung leben wird (z.B. Schüleraustausch in einer Gastfamilie). Welche Fragen und Befürchtungen würden Sie beschäftigen?
- Halten Sie Ihre Überlegungen in schriftlicher Form fest.

2. Praktische Durchführung:
- Suchen Sie mit Hilfe eines Praxisanleiters einen pflegebedürftigen Patienten aus. Auswahlraster:
  - Ganz- oder Teilwaschung im Bett
  - Prophylaxen erforderlich
  - mehrere Zusatzerkrankungen, die Pflegeinterventionen erfordern
  - Patient muss an eine andere Pflegeeinrichtung übergeleitet werden
  - weiterer pflegerischer Unterstützungsbedarf
- Stellen Sie den Patienten im Textzusammenhang vor.
- Beschreiben Sie alle Maßnahmen der pflegerischen Entlassungsplanung. Orientieren Sie sich dabei an dem in der Lerneinheit erarbeiteten Konzept und entwickeln Sie eine möglichst »ideale Form« eines wünschenswerten Entlassungskonzepts.
- An welchen Problemen könnte die Umsetzung Ihres Konzepts in der Realität scheitern?

3. Auswertung und Reflexion:
Die Auswertung soll im Anschluss an die Pflegehandlung in Form eines offenen Gesprächs mit dem Praxisanleiter erfolgen:
- Wie erging es Ihnen während der Pflegehandlung (positive und negative Rückmeldungen)?
- Wie haben Sie sich gefühlt?
- Konnten Sie sich in die Lage des Patienten hineinversetzen?
- Haben Sie das richtige Maß an Nähe und Distanz gefunden?
- Welche Bedürfnisse des Patienten konnten Sie unmittelbar berücksichtigen?
- Wo gab es für Sie Probleme (Kommunikation, fachliche Fertigkeiten, emotionale Betroffenheit)?
- Reflektieren Sie Ihre Vorgehensweise. Welche Ziele haben Sie erreicht?
- Worauf werden Sie bei einer pflegerischen Entlassungsplanung zukünftig achten?

4. Erstellen Sie im Anschluss an das Gespräch eine schriftliche Zusammenfassung der Ergebnisse unter Berücksichtigung der aufgeführten Leitfragen.

5.7 Lerneinheit I.31: Neugeborene Kinder und kranke Kinder pflegen

Versorgung eines Neugeborenen unter besonderer Berücksichtigung eines entwicklungsgerechten und entwicklungsfördernden Handlings

KrPflAPrV: Themenbereich 2: Pflegemaßnahmen auswählen, durchführen und auswerten
Themenbereich 4: Bei der Entwicklung von Rehabilitationskonzepten mitwirken und diese in das Pflegehandeln integrieren

Kommentar:
Ein reifes Neugeborenes wird zwischen der 38. und 42. Schwangerschaftswoche geboren. Der erste Atemzug wird durch äußere Reize wie Berührung, Licht, Kälte und Sauerstoffmangel ausgelöst. Die Neugeborenenperiode dauert vom Zeitpunkt des Abnabelns bis zum 28. Lebenstag und ist gekennzeichnet durch Umstellungs- und Anpassungsvorgänge der Organe an die veränderten Bedingungen außerhalb des Uterus. Alltägliche Dinge, wie Windelnwechseln, Anziehen und Ausziehen und Baden des Säuglings, das Stillen oder Anreichen von Nahrung aus der Flasche, bringen Eltern, Pflegenden und vor allem dem Neugeborenen durch eine richtige Handhabung eine

▶

große Erleichterung. Korrekt gehaltene und getragene Kinder haben eine bessere Kopfkontrolle, das Drehen des Körpers fällt ihnen leichter und sie werden in ihrer Wahrnehmung und ihrem Gleichgewichtssinn gefördert.

Pflegesituation:

Versorgung eines Neugeborenen unter besonderer Berücksichtigung eines entwicklungsgerechten und entwicklungsfördernden Handlings.

Ziele:

- Die Schüler verstehen die Bedeutung des entwicklungsfördernden Handlings im Umgang mit den Neugeborenen für alle Beteiligten.
- Die Schüler setzen sich mit den Besonderheiten bei der Versorgung Neugeborener auseinander, insbesondere im Rahmen eines entwicklungsfördernden Handlings.
- Die Schüler versorgen die Neugeborenen nach dem oben genannten Prinzip und leiten die Eltern dahingehend an.

Kompetenzen:

Die Lernaufgabe soll in erster Linie folgende Kompetenzen fördern:

- **Fachliche Kompetenz** (u.a. Versorgung von Neugeborenen, verschiedene Hebe- und Trage-techniken, Fähigkeit zur Anleitung).
- **Methodische Kompetenz** (Probleme gezielt und systematisch unter Einbeziehung von Informa-tionen und in der Zusammenarbeit mit anderen Berufsgruppen lösen).
- **Sozial-kommunikative Kompetenz** (Pflege als Interaktion, interaktive Kompetenz, Perspektiv-wechsel und Empathie).
- **Personalkompetenz** (Fähigkeit, Entscheidungen und pflegerische Handlungen zu reflektieren, Balance zwischen Nähe und Distanz).

Aufgabenstellung:

1. Vorüberlegungen zur Lernaufgabe:
- Überlegen Sie, welche Bedeutung sach- und fachgerechte Hebe- und Tragetechniken für ein Neugeborenes und die Eltern haben kann.
- Halten Sie Ihre Überlegungen in schriftlicher Form fest.

2. Praktische Durchführung:
- Planen Sie mit Hilfe des Praxisanleiters eine umfassende Versorgung eines Neugeborenen auf evidenzbasierter Basis.
- Führen Sie die geplanten Maßnahmen unter besonderer Berücksichtigung des entwicklungs-fördernden Handlings bei einem Neugeborenen durch und beraten Sie die Eltern über die speziellen Hebe- und Tragetechniken.

3. Auswertung und Reflexion:
Die Auswertung soll im Anschluss an die Pflegehandlung in Form eines offenen Gesprächs mit dem Praxisanleiter erfolgen:
- Wie erging es Ihnen während der Pflegehandlung (positive und negative Rückmeldungen)?
- Wie haben Sie sich gefühlt?
- Konnten die Pflegehandlungen wie geplant durchgeführt werden? (Ja, Nein, Begründungen).
- Welche Bedürfnisse des Patienten (Neugeborenes, Eltern) konnten Sie unmittelbar berücksich-tigen?
- Wo gab es für Sie Probleme (Kommunikation, fachliche Fertigkeiten, emotionale Betroffenheit)?
- Reflektieren Sie Ihre Vorgehensweise. Welche Ziele haben Sie erreicht?
- Worauf werden Sie bei der Versorgung Neugeborener und der Anleitung der Eltern zukünftig achten?

4. Erstellen Sie im Anschluss an das Gespräch eine schriftliche Zusammenfassung der Ergebnisse unter Berücksichtigung der aufgeführten Leitfragen.

5.8 Lerneinheit IVa.4: Pflege von PatientInnen mit Störungen oder Einschränkungen der Beweglichkeit

Planung einer umfassenden, postoperativen Pflege eines Patienten mit Totalendoprothese

KrPflAPrV:	Themenbereich 2: Pflegemaßnahmen auswählen, durchführen und auswerten
	Themenbereich 4: Bei der Entwicklung von Rehabilitationskonzepten mitwirken und diese in das Pflegehandeln integrieren
APflAPrV:	Lernfeld 1.2: Pflege alter Menschen planen, durchführen, dokumentieren und evaluieren
	Lernfeld 1.5: Bei der medizinischen Diagnostik und Therapie mitwirken

Kommentar:
Aktivität und Bewegung gehören zu den Voraussetzungen menschlichen Lebens. Beim »Bewegen« handelt es sich um ein menschliches Grundbedürfnis. Es ist stark individuell ausgeprägt, hat eindeutig große kommunikative Anteile und auch der Zusammenhang von körperlicher und geistig-seelischer Aktivität ist sehr wichtig. Einschränkungen der Beweglichkeit haben entsprechend gravierende Folgen für die Lebensgestaltung und Lebensqualität des Menschen.

Pflegesituation:
Planung einer umfassenden, postoperativen Pflege eines Patienten mit Totalendoprothese (TEP).

Ziele:
- Die Schüler verstehen, dass die postoperative Pflege eines Patienten mit Totalendoprothese grundsätzlich innerhalb einer Pflegesituation unter kommunikativen und interaktiven Gesichtspunkten stattfindet.
- Die Schüler wenden die Schritte des Pflegeprozesses in einer konkreten, individuellen Pflegesituation an.
- Die Schüler beraten – in enger Abstimmung mit dem zuständigen Praxisanleiter – den Patienten und bei Bedarf dessen Angehörige über Möglichkeiten der Entlastung und Unterstützung im Verlauf des Heilungs- und Rehabilitationsprozesses. Dabei legen sie besonderen Wert auf die Vermittlung und Einübung der speziellen Verhaltensregeln für Patienten mit TEP.

Kompetenzen:
Die Lernaufgabe soll in erster Linie folgende Kompetenzen fördern:
- **Fachliche Kompetenz** (u. a. prozessorientierte Pflege, spezielle Pflegemaßnahmen bei Patienten mit TEP, fachliche Inhalte der Patientenberatung bei TEP).
- **Methodische Kompetenz** (Probleme gezielt und systematisch unter Einbeziehung von Informationen und in der Zusammenarbeit mit anderen Berufsgruppen lösen, Pflegeprozess, Beratungsmodelle).
- **Sozial-kommunikative Kompetenz** (Pflege als Interaktion, interaktive Kompetenz, Perspektivwechsel und Empathie).
- **Personalkompetenz** (Fähigkeit, Entscheidungen und pflegerische Handlungen zu reflektieren).

Aufgabenstellung:

1. Vorüberlegungen zur Lernaufgabe:
- Versetzen Sie sich in die Lage eines Menschen, der durch eine Operation ein neues Hüftgelenk erhalten hat. Überlegen Sie, welche Wünsche, Ängste und Hoffnungen er mit dieser Situation verknüpft.
- Halten Sie Ihre Überlegungen in schriftlicher Form fest.

2. Praktische Durchführung:
- Suchen Sie im Einvernehmen mit dem zuständigen Praxisanleiter einen der Aufgabenstellung entsprechenden Patienten aus.

▶

- Führen Sie die Schritte des Pflegeprozesses durch und erstellen Sie eine detaillierte Pflegeplanung.
- Bereiten Sie ein Informations- und Beratungsgespräch über Möglichkeiten der Entlastung und der Unterstützung im Verlauf des Heilungs- und Rehabilitationsprozesses vor, und halten Sie die wesentlichen Inhalte in schriftlicher Form fest.

3. Auswertung und Reflexion:
Die Auswertung soll im Anschluss an die Pflegehandlung in Form eines offenen Gesprächs mit dem Praxisanleiter erfolgen:
- Wie erging es Ihnen während der Pflegehandlung (positive und negative Rückmeldungen)?
- Wie haben Sie sich gefühlt?
- Konnten Sie sich in die Lage des Patienten hineinversetzen?
- Welche Bedürfnisse des Patienten konnten Sie unmittelbar berücksichtigen?
- Wo gab es für Sie Probleme (Kommunikation, fachliche Fertigkeiten, emotionale Betroffenheit)?
- Reflektieren Sie Ihre Vorgehensweise. Welche Ziele haben Sie erreicht?
- Worauf werden Sie bei der Durchführung von Beratungssituationen zukünftig achten?

4. Erstellen Sie im Anschluss an das Gespräch eine schriftliche Zusammenfassung der Ergebnisse unter Berücksichtigung der aufgeführten Leitfragen.

5.9 Lerneinheit IVa.1: Pflege psychisch kranker und/oder abhängiger PatientInnen

Aufbau und Gestaltung einer professionellen Beziehung zu einem psychisch beeinträchtigten Patienten in einer psychiatrischen Abteilung unter Einbeziehung des Modells der »Interpersonalen Beziehung in der Krankenpflege« von *Hildegard Peplau*

KrPflAPrV: Themenbereich 2: Pflegemaßnahmen auswählen, durchführen und auswerten
Themenbereich 4: Bei der Entwicklung von Rehabilitationskonzepten mitwirken und diese in das Pflegehandeln integrieren
APflAPrV: Lernfeld 1.2: Pflege alter Menschen planen, durchführen, dokumentieren und evaluieren
Lernfeld 1.5: Bei der medizinischen Diagnostik und Therapie mitwirken

Kommentar:
Diese Lerneinheit dient der Vertiefung und Erweiterung der Lerneinheit I.34. Schwerpunkt ist jetzt die prozessorientierte, auf pflegewissenschaftlichen Grundlagen basierende Pflege bei bestimmten Erkrankungen.

Pflegesituation:
Aufbau und Gestaltung einer professionellen Beziehung zu einem psychisch beeinträchtigten Patienten in einer psychiatrischen Abteilung unter Einbeziehung des Modells der »Interpersonalen Beziehung in der Krankenpflege« von *Hildegard Peplau*.

Ziele:
- Die Schüler erweitern ihr Bewusstsein für die Situation von Menschen, die psychisch erkrankt sind.
- Die Schüler können einen professionellen Beziehungsaufbau zu diesen Patienten auf der Grundlage des Modells der »Interpersonalen Beziehung in der Krankenpflege« prozesshaft aufbauen.
- Die Schüler können ihr Wissen über psychiatrische Erkrankungen in konkreten Pflegesituationen anwenden und reflektieren.

►

Kompetenzen:

Die Lernaufgabe soll in erster Linie folgende Kompetenzen fördern:

- **Fachliche Kompetenz** (u. a. Lebenslage psychisch beeinträchtigter und verwirrter Menschen, professioneller Beziehungsaufbau anhand des Modells von *Peplau*).
- **Methodische Kompetenz** (Probleme gezielt und systematisch unter Einbeziehung von Informationen und in der Zusammenarbeit mit anderen Berufsgruppen lösen).
- **Sozial-kommunikative Kompetenz** (Pflege als Interaktion, interaktive Kompetenz, Perspektivwechsel und Empathie).
- **Personalkompetenz** (Fähigkeit, Entscheidungen und pflegerische Handlungen zu reflektieren, Balance zwischen Nähe und Distanz).

Aufgabenstellung:

1. Vorüberlegungen zur Lernaufgabe:
- Welche Besonderheiten sind bei der Pflege von psychisch erkrankten Menschen zu beachten?
- Wie gestaltet sich die Arbeit im therapeutischen Team?

2. Praktische Durchführung:
- Planen Sie mit Hilfe des Praxisanleiters prozessorientiert unter Einbeziehung pflegewissenschaftlicher Grundlagen (siehe oben) einen professionellen Beziehungsaufbau zu einem psychisch beeinträchtigten Menschen.
- Erstellen Sie eine Pflegeplanung für diesen Patienten unter besonderer Berücksichtigung der speziellen Situation eines psychisch erkrankten Menschen.
- Führen Sie die geplanten pflegerischen Interventionen über einen bestimmten Zeitraum durch. Überlegen Sie, welche Rollen Sie zu welchem Zeitpunkt für den Patienten einnehmen.

3. Auswertung und Reflexion:
Die Auswertung soll im Anschluss an die Pflegehandlung in Form eines offenen Gesprächs mit dem Praxisanleiter erfolgen:
- Wie erging es Ihnen während der Durchführung der Pflegeinterventionen (positive und negative Rückmeldungen)?
- Wie haben Sie sich gefühlt?
- Konnten Sie sich in die Lage des Patienten hineinversetzen?
- Konnten die Pflegehandlungen wie geplant durchgeführt werden? (Ja, Nein, Begründungen).
- Welche Bedürfnisse des Patienten konnten Sie unmittelbar berücksichtigen?
- Wo gab es für Sie Probleme (Kommunikation, fachliche Fertigkeiten, emotionale Betroffenheit)?
- Reflektieren Sie Ihre Vorgehensweise. Welche Ziele haben Sie erreicht?
- Worauf werden Sie in ähnlichen Pflegesituationen zukünftig achten?

4. Erstellen Sie im Anschluss an das Gespräch eine schriftliche Zusammenfassung der Ergebnisse unter Berücksichtigung der aufgeführten Leitfragen.

6 Praktische Lernaufgaben für das dritte Ausbildungsjahr

6.1 Lerneinheit IVa.8: Pflege von PatientInnen mit Leber-, Gallen-, Pankreas- sowie Stoffwechselerkrankungen

KrPflAPrV: Themenbereich 2: Pflegemaßnahmen auswählen, durchführen und auswerten
Themenbereich 4: Bei der Entwicklung von Rehabilitationskonzepten mitwirken und diese in das Pflegehandeln integrieren

APflAPrV: Lernfeld 1.2: Pflege alter Menschen planen, durchführen, dokumentieren und evaluieren
Lernfeld 1.5: Bei der medizinischen Diagnostik und Therapie mitwirken

Kommentar:
Neben dem Magen-Darm-Trakt gehören Leber, Gallenblase und Pankreas zu den Verdauungsorganen. Bei den Erkrankungen dieser Organe handelt es sich seltener um akute, als vielmehr um chronische Erkrankungen. Deshalb ist die Gesundheitsberatung über geeignete Ernährungsformen und Formen der Lebensweise eine wichtige Aufgabe in der Therapie und hier besonders für die zuständigen Pflegepersonen. Dabei stellen moderne Diätformen teilweise hohe Anforderungen an das Wissen und die Compliance der Patienten.

Pflegesituation:
Pflege eines Patienten mit einer chronischen Leber-, Gallen- oder Pankreaserkrankung.

Ziele:
- Die Schüler führen eine umfassende Informationssammlung durch und arbeiten die zentralen Pflegeprobleme des Patienten heraus.
- Die Schüler erstellen eine Pflegeplanung mit Schwerpunkt auf den zentralen Pflegeproblemen.
- Die Schüler verstehen die Beratung als integralen Bestandteil der Pflege dieses konkreten Patienten.
- Die Schüler gestalten unter Berücksichtigung der Rahmenbedingungen einen formalen Gesprächsablauf und führen das Gespräch durch.

Kompetenzen:
Die Lernaufgabe soll in erster Linie folgende Kompetenzen fördern:
- **Fachliche Kompetenz** (u. a. Alltagsgespräche und professionelle Gespräche im Vergleich, kommunikationshemmende und -fördernde Verhaltensweisen, verbale und nonverbale Kommunikation, Gesprächsformen, Kommunikationstheorien, formale Gestaltung eines Gesprächsablaufs, innere und äußere Sprechhaltungen, Inhalte der entsprechenden Krankheitslehre).
- **Methodische Kompetenz** (Probleme gezielt und systematisch unter Einbeziehung von Informationen und in der Zusammenarbeit mit anderen Berufsgruppen lösen).
- **Sozial-kommunikative Kompetenz** (Pflege als Interaktion, interaktive Kompetenz, Perspektivwechsel und Empathie).
- **Personalkompetenz** (Fähigkeit, Entscheidungen und pflegerische Handlungen zu reflektieren).

Aufgabenstellung:

1. Vorüberlegungen zur Lernaufgabe:
- Lesen Sie die Vorüberlegungen zur Lernaufgabe 4.5 nochmals intensiv durch.
- Informieren Sie sich umfassend über das zugrunde liegende Krankheitsbild.

2. Praktische Durchführung:
- Führen Sie eine umfassende Informationssammlung durch, erarbeiten Sie die zentralen Pflegeprobleme des Patienten und halten Sie diese schriftlich fest.
- Erstellen Sie auf dieser Grundlage eine Pflegeplanung.

▶

- Planen Sie mit Hilfe des Praxisanleiters ein prozessorientiertes Beratungsgespräch für diesen Patienten.
- Führen Sie das Beratungsgespräch durch. Beachten Sie während der pflegerischen Tätigkeit verbale und nonverbale Signale des Patienten und stimmen Sie Ihre Vorgehensweise darauf ab.

3. Auswertung und Reflexion:

Die Auswertung soll im Anschluss an die Pflegehandlung in Form eines offenen Gesprächs mit dem Praxisanleiter erfolgen:

- Wie erging es Ihnen während der Pflegehandlung (positive und negative Rückmeldungen)?
- Konnten Sie sich in die Lage des Patienten hineinversetzen?
- Konnten die Pflegehandlungen wie geplant durchgeführt werden? (Ja, Nein, Begründungen).
- Welche Bedürfnisse des Patienten konnten Sie unmittelbar berücksichtigen?
- Wo gab es für Sie Probleme (Kommunikation, fachliche Fertigkeiten, emotionale Betroffenheit)?
- Reflektieren Sie Ihre Vorgehensweise. Welche Ziele haben Sie erreicht?
- Worauf werden Sie bei der Pflege von Patienten mit einer Leber-, Gallen- oder Pankreaserkrankung zukünftig achten?

4. Erstellen Sie im Anschluss an das Gespräch eine schriftliche Zusammenfassung der Ergebnisse unter Berücksichtigung der aufgeführten Leitfragen.

6.2 Lerneinheit IVa.2: Pflege herzkranker PatientInnen

Pflege eines Menschen mit einem Herzinfarkt im stationären Bereich

KrPflAPrV: Themenbereich 2: Pflegemaßnahmen auswählen, durchführen und auswerten
Themenbereich 4: Bei der Entwicklung von Rehabilitationskonzepten mitwirken und diese in das Pflegehandeln integrieren
APflAPrV: Lernfeld 1.2: Pflege alter Menschen planen, durchführen, dokumentieren und evaluieren
Lernfeld 1.5: Bei der medizinischen Diagnostik und Therapie mitwirken

Kommentar:

Es ist nur ein Muskel. Faustgroß, im Leerzustand kaum mehr als 300 g schwer, mit einer Leistungsfähigkeit von 0,0015 PS. Es schlägt 60- bis 80-mal in der Minute, 100 000-mal am Tag und erhält mit unermüdlicher Ausdauer alle lebenswichtigen Funktionen des Körpers. Als »Motor des Lebens« erbringt es eine enorme Leistung.

Wofür haben Menschen das Herz im Laufe der Zeiten nicht alles in Anspruch genommen! Für Leben und Liebe, Geburt und Gotteserkenntnis. Für fast alles, was den Menschen ein Rätsel war, sollte dieser Muskel zuständig sein. Die gelehrte Welt philosophierte viele Jahrhunderte um das menschliche Zentralorgan herum.

Epidemiologisch gesehen stellen Erkrankungen des Herz- und Kreislaufsystems in den westlichen Industrieländern mit 54 % aller Todesursachen einen entscheidenden begrenzenden Faktor für die Lebenserwartung dar. Die psychosoziale Betreuung und Gesundheitsförderung bilden daher den Schwerpunkt der Pflege von Patienten mit Erkrankungen des Herzens.

Pflegesituation:

Pflege eines Menschen mit einem Herzinfarkt im stationären Bereich.

Ziele:

- Die Schüler verstehen die Bedeutung der Herz- und Kreislauferkrankungen für den Einzelnen und für die Gesellschaft.
- Die Schüler kennen das Risikofaktorenmodell und beraten dahingehend im Rahmen der tertiären Prävention Patienten nach einem Herzinfarkt.

►

- Die Schüler verstehen die Wichtigkeit präventiver, kurativer und rehabilitativer pflegerischer Interventionen und setzen diese unter Einbeziehung gesundheitsfördernder, pflegewissenschaftlicher und kommunikativer Aspekte patientenorientiert um.

Kompetenzen:

Die Lernaufgabe soll in erster Linie folgende Kompetenzen fördern:

- **Fachliche Kompetenz** (u. a. Epidemiologie der Herz- und Kreislauferkrankungen, Prävention, Rehabilitation, Beratung und Anleitung von Patienten mit einem Herzinfarkt, Pflege konservativ und operativ therapierter Patienten).
- **Methodische Kompetenz** (Probleme gezielt und systematisch unter Einbeziehung von Informationen und in der Zusammenarbeit mit anderen Berufsgruppen lösen).
- **Sozial-kommunikative Kompetenz** (Pflege als Interaktion, interaktive Kompetenz, Perspektivwechsel und Empathie).
- **Personalkompetenz** (Fähigkeit, Entscheidungen und pflegerische Handlungen zu reflektieren, Balance zwischen Nähe und Distanz).

Aufgabenstellung:

1. Vorüberlegungen zur Lernaufgabe:

- Wofür steht das Herz innerhalb Ihres Lebensentwurfs? Welche Bedeutung messen Sie der Funktion des Herzens bei? Hatten Sie schon einmal Herzklopfen?
- Überlegen Sie, welche Bedeutung eine Herzerkrankung (hier: Herzinfarkt) für einen Menschen haben kann.
- Halten Sie Ihre Überlegungen in schriftlicher Form fest.

2. Praktische Durchführung:

- Planen Sie mit Hilfe des Praxisanleiters prozessorientiert unter Einbeziehung pflegewissenschaftlicher Grundlagen eine patientenorientierte Pflege bei einem Patienten mit einem Herzinfarkt.
- Erstellen Sie eine Pflegeplanung für diesen Patienten unter besonderer Berücksichtigung der speziellen Situation des erkrankten Menschen.
- Führen Sie die geplanten pflegerischen Interventionen über einen bestimmten Zeitraum durch und gehen Sie im Rahmen der rehabilitativen Pflege besonders auf die gesundheitsfördernde Beratung des Patienten ein.

3. Auswertung und Reflexion:

Die Auswertung soll im Anschluss an die Pflegehandlung in Form eines offenen Gesprächs mit dem Praxisanleiter erfolgen:

- Wie erging es Ihnen während der Pflegehandlungen (positive und negative Rückmeldungen)?
- Wie haben Sie sich gefühlt?
- Konnten Sie sich in die Lage des Patienten hineinversetzen?
- Konnten die Pflegehandlungen wie geplant durchgeführt werden? (Ja, Nein, Begründungen).
- Welche Bedürfnisse des Patienten konnten Sie unmittelbar berücksichtigen?
- Wo gab es für Sie Probleme (Kommunikation, fachliche Fertigkeiten, emotionale Betroffenheit)?
- Konnten Sie den Patienten im Rahmen der rehabilitativen Pflege und Gesundheitserziehung erfolgreich beraten?
- Reflektieren Sie Ihre Vorgehensweise. Welche Ziele haben Sie erreicht?
- Worauf werden Sie bei der Pflege von Patienten mit einem Herzinfarkt zukünftig achten?

4. Erstellen Sie im Anschluss an das Gespräch eine schriftliche Zusammenfassung der Ergebnisse unter Berücksichtigung der aufgeführten Leitfragen.

6.3 Lerneinheit IVa.3: Pflege von PatientInnen mit Störungen oder Erkrankungen des Kreislaufs

Pflege eines Patienten mit einer peripheren arteriellen Durchblutungsstörung im stationären oder ambulanten Bereich

---

KrPflAPrV: Themenbereich 2: Pflegemaßnahmen auswählen, durchführen und auswerten
Themenbereich 4: Bei der Entwicklung von Rehabilitationskonzepten mitwirken und diese in das Pflegehandeln integrieren
APflAPrV: Lernfeld 1.2: Pflege alter Menschen planen, durchführen, dokumentieren und evaluieren
Lernfeld 1.5: Bei der medizinischen Diagnostik und Therapie mitwirken

---

Kommentar:
Das Gefäßsystem eines Erwachsenen ist rund 100 000 Kilometer lang. Über das Gefäßgeflecht wird jede einzelne Körperzelle versorgt und umgekehrt von Abfallprodukten befreit. Es bedurfte allerdings eines revolutionären wissenschaftlichen Beobachters und unbeirrbaren Experimentators vom Schlage eines *William Harvey*, um die jahrtausendealten mythischen Vorstellungen vom Wesen der Blutbewegung im menschlichen Körper in Frage zu stellen und durch nachprüfbare physiologische Tatsachen zu ersetzen. Das Konzept von der Muskelkontraktion des Herzmuskels als der einzigen wesentlichen Kraftquelle für die Bewegung des Blutes und damit für die gesamte Ver- und Entsorgungslogistik des Stoffwechsels hat bis heute uneingeschränkte Gültigkeit und ist für das Verständnis zahlreicher Krankheitszustände hilfreich und unersetzlich.

Pflegesituation:
Pflege eines Patienten mit einer peripheren arteriellen Durchblutungsstörung im stationären oder ambulanten Bereich.

Ziele:
- Die Schüler verstehen den Zusammenhang zwischen der Arteriosklerose und der Pathogenese der peripheren arteriellen Verschlusskrankheit und die daraus resultierenden pflegerischen Interventionen.
- Die Schüler führen eine prozessorientierte Pflege bei einem Patienten mit einer peripheren arteriellen Durchblutungsstörung unter Einbeziehung pflegewissenschaftlicher Erkenntnisse patientenorientiert durch.

Kompetenzen:
Die Lernaufgabe soll in erster Linie folgende Kompetenzen fördern:
- **Fachliche Kompetenz** (u. a. Epidemiologie der Herz- und Kreislauferkrankungen, Prävention, Rehabilitation, Beratung und Anleitung von Patienten mit einer arteriellen Verschlusskrankheit, Pflege konservativ und operativ therapierter Patienten).
- **Methodische Kompetenz** (Probleme gezielt und systematisch unter Einbeziehung von Informationen und in der Zusammenarbeit mit anderen Berufsgruppen lösen).
- **Sozial-kommunikative Kompetenz** (Pflege als Interaktion, interaktive Kompetenz, Perspektivwechsel und Empathie).
- **Personalkompetenz** (Fähigkeit, Entscheidungen und pflegerische Handlungen zu reflektieren, Balance zwischen Nähe und Distanz).

Aufgabenstellung:

1. Vorüberlegungen zur Lernaufgabe:
- Sicherlich ist Ihnen der Begriff »Raucherbein« schon begegnet. Welche Zusammenhänge bestehen zwischen dem »Raucherbein« und der peripheren arteriellen Verschlusskrankheit? Welche Bedeutung hat diese Erkrankung für den Betroffenen?
- Halten Sie Ihre Überlegungen in schriftlicher Form fest.

▶

2. Praktische Durchführung:

- Planen Sie mit Hilfe des Praxisanleiters prozessorientiert unter Einbeziehung pflegewissenschaftlicher Grundlagen eine patientenorientierte Pflege bei einem Patienten mit einer peripheren arteriellen Verschlusskrankheit.
- Erstellen Sie eine Pflegeplanung für diesen Patienten unter besonderer Berücksichtigung der speziellen Situation des erkrankten Menschen.
- Führen Sie die geplanten pflegerischen Interventionen über einen bestimmten Zeitraum durch und gehen Sie besonders im Rahmen der rehabilitativen Pflege auf die gesundheitsfördernde Beratung des Patienten ein.

3. Auswertung und Reflexion:

Die Auswertung soll im Anschluss an die Pflegehandlung in Form eines offenen Gesprächs mit dem Praxisanleiter erfolgen:

- Wie erging es Ihnen während der Pflegehandlung (positive und negative Rückmeldungen)?
- Wie haben Sie sich gefühlt?
- Konnten Sie sich in die Lage des Patienten hineinversetzen?
- Konnten die Pflegehandlungen wie geplant durchgeführt werden? (Ja, Nein, Begründungen).
- Welche Bedürfnisse des Patienten konnten Sie unmittelbar berücksichtigen?
- Wo gab es für Sie Probleme (Kommunikation, fachliche Fertigkeiten, emotionale Betroffenheit)?
- Reflektieren Sie Ihre Vorgehensweise. Welche Ziele haben Sie erreicht?
- Worauf werden Sie bei der Pflege von Patienten mit einer peripheren arteriellen Durchblutungsstörung zukünftig achten?

4. Erstellen Sie im Anschluss an das Gespräch eine schriftliche Zusammenfassung der Ergebnisse unter Berücksichtigung der aufgeführten Leitfragen.

6.4 Lerneinheit IVa.7: Pflege von PatientInnen mit Störungen oder Erkrankungen des Ernährungs- und Verdauungssystems

Pflege von Patienten mit einem Enterostoma im stationären und/oder ambulanten Bereich

KrPflAPrV: Themenbereich 2: Pflegemaßnahmen auswählen, durchführen und auswerten
Themenbereich 4: Bei der Entwicklung von Rehabilitationskonzepten mitwirken und diese in das Pflegehandeln integrieren
APflAPrV: Lernfeld 1.2: Pflege alter Menschen planen, durchführen, dokumentieren und evaluieren
Lernfeld 1.5: Bei der medizinischen Diagnostik und Therapie mitwirken

Kommentar:

Egal, ob es schmeckt oder nicht – der Körper muss mit Energie versorgt werden. Der Verdauungsapparat zerlegt dank eines Arsenals von mechanischen, chemischen und biochemischen Werkzeugen nahezu alles, was mundgerecht ist, in seine elementaren Bestandteile. Rund zehn Stunden nach der Mahlzeit stehen dem Organismus die meisten Nährstoffe zur Verfügung. Dabei leistet der Dünndarm die Hauptarbeit beim Umbau der Nahrung in Lebenskraft. Im Dickdarm werden dem Nahrungsbrei Wasser und Mineralien entzogen. Billionen von Bakterien machen sich über den unverdauten Speisebrei her, der letztendlich über das Rektum ausgeschieden wird. In unserer Gesellschaft ist die Ausscheidung, insbesondere die Stuhlausscheidung, stark schambehaftet. Patienten mit einem Enterostoma sind angewiesen auf einfühlsames Verhalten, optimale Aufklärung und professionelle Stomapflege, um gesellschaftlich rehabilitiert zu werden.

Pflegesituation:

Pflege von Patienten mit einem Enterostoma im stationären und/oder ambulanten Bereich.

▶

Ziele:
- Die Schüler verstehen die Bedeutung eines Enterostomas für einen Patienten und verhalten sich diesem gegenüber empathisch.
- Die Schüler verstehen die Wichtigkeit der psychosozialen Betreuung des Patienten.
- Die Schüler kennen die verschiedenen Enterostomaarten, deren Einteilungen und Indikationen und setzen sich mit unterschiedlichen Stomaversorgungsartikeln auseinander.
- Die Schüler versorgen umfassend einen Patienten mit einem Enterostoma unter besonderer Berücksichtigung der psychosozialen Betreuung (Beratung und Anleitung) des Betroffenen.

Kompetenzen:

Die Lernaufgabe soll in erster Linie folgende Kompetenzen fördern:
- **Fachliche Kompetenz** (u. a. Beratungs- und Anleitungsfähigkeiten, Stomatherapie und Stompflege, Enterostomaarten, prä- und postoperative Pflege der Betroffenen, Stomaversorgungsartikel, Hautschutz).
- **Methodische Kompetenz** (Probleme gezielt und systematisch unter Einbeziehung von Informationen und in der Zusammenarbeit mit anderen Berufsgruppen lösen).
- **Sozial-kommunikative Kompetenz** (Pflege als Interaktion, interaktive Kompetenz, Perspektivwechsel und Empathie).
- **Personalkompetenz** (Fähigkeit, Entscheidungen und pflegerische Handlungen zu reflektieren, Balance zwischen Nähe und Distanz).

Aufgabenstellung:

1. Vorüberlegungen zur Lernaufgabe:
- Reflektieren Sie eigene Haltungen in Bezug auf das Ausscheiden.
- Haben Sie schon Patienten mit einem Enterostoma versorgt? Welche Gefühle hatten Sie dabei?
- Halten Sie Ihre Überlegungen in schriftlicher Form fest.

2. Praktische Durchführung:
- Planen Sie mit Hilfe des Praxisanleiters prozessorientiert unter Einbeziehung pflegewissenschaftlicher Grundlagen eine patientenorientierte Pflege bei einem Patient mit einem Enterostoma.
- Erstellen Sie eine Pflegeplanung für diesen Patient unter besonderer Berücksichtigung der speziellen Situation des erkrankten Menschen.
- Führen Sie die geplanten pflegerischen Interventionen über einen bestimmten Zeitraum durch und gehen Sie besonders im Rahmen der rehabilitativen Pflege auf die gesundheitsfördernde Beratung und Anleitung des Patienten ein.

3. Auswertung und Reflexion:
Die Auswertung soll im Anschluss an die Pflegehandlung in Form eines offenen Gesprächs mit dem Praxisanleiter erfolgen:
- Wie erging es Ihnen während der Pflegehandlung (positive und negative Rückmeldungen)?
- Wie haben Sie sich gefühlt?
- Konnten Sie sich in die Lage des Patienten hineinversetzen?
- Haben Sie die Intimsphäre des Patienten gewahrt?
- Konnten die Pflegehandlungen wie geplant durchgeführt werden? (Ja, Nein, Begründungen).
- Welche Bedürfnisse des Patienten konnten Sie unmittelbar berücksichtigen?
- Wo gab es für Sie Probleme (Kommunikation, fachliche Fertigkeiten, emotionale Betroffenheit)?
- Reflektieren Sie Ihre Vorgehensweise. Welche Ziele haben Sie erreicht?
- Worauf werden Sie bei der Versorgung eines Patienten mit einem Enterostoma zukünftig achten?

4. Erstellen Sie im Anschluss an das Gespräch eine schriftliche Zusammenfassung der Ergebnisse unter Berücksichtigung der aufgeführten Leitfragen.

6.4.1 Lerneinheit IVa.7: Pflege von Patienten mit Störungen oder Erkrankungen des Ernährungs- und Verdauungssystems

Pflege von Patienten mit einer perkutan-endoskopischen Gastrostomie (PEG) im stationären und/oder ambulanten Bereich

KrPflAPrV: Themenbereich 2: Pflegemaßnahmen auswählen, durchführen und auswerten
Themenbereich 4: Bei der Entwicklung von Rehabilitationskonzepten mitwirken und diese in das Pflegehandeln integrieren
APflAPrV: Lernfeld 1.2: Pflege alter Menschen planen, durchführen, dokumentieren und evaluieren
Lernfeld 1.5: Bei der medizinischen Diagnostik und Therapie mitwirken

Kommentar:
Der Verdauungsapparat zerlegt dank eines Arsenals von mechanischen, chemischen und biochemischen Werkzeugen nahezu alles, was mundgerecht ist, in seine elementaren Bestandteile. Rund zehn Stunden nach der Mahlzeit stehen die meisten Nährstoffe dem Organismus zur Verfügung. Dabei leistet der Dünndarm die Hauptarbeit beim Umbau der Nahrung in Lebenskraft. Vorab wird der Nahrungsbrei im Magen desinfiziert, gespeichert und über die Muskeltätigkeit der Magenwand durchgemischt. Im Dickdarm werden dem Nahrungsbrei Wasser und Mineralien entzogen. Billionen von Bakterien machen sich über den unverdauten Speisebrei her, der letztendlich über das Rektum ausgeschieden wird.

Pflegesituation:
Pflege von Patienten mit einer perkutan-endoskopischen Gastrostomie (PEG) im stationären und/oder ambulanten Bereich.

Ziele:
- Die Schüler verstehen die Bedeutung einer perkutan-endoskopischen Gastrostomie für einen Patienten und verhalten sich diesem gegenüber empathisch.
- Die Schüler verstehen die Wichtigkeit der psychosozialen Betreuung der betroffenen Patienten.
- Die Schüler kennen die verschiedenen Sonden zur enteralen Ernährung, deren Einteilungen und Indikationen und setzen sich mit den Besonderheiten bei der Verabreichung von Sondenkost auseinander.
- Die Schüler versorgen umfassend einen Patienten mit einer PEG unter besonderer Berücksichtigung der psychosozialen Betreuung (Beratung und Anleitung) des Betroffenen.

Kompetenzen:
Die Lernaufgabe soll in erster Linie folgende Kompetenzen fördern:
- **Fachliche Kompetenz** (u.a. Beratungs- und Anleitungsfähigkeiten, Sonden zur enteralen Ernährung, Verbandwechsel bei PEG, Verabreichung von Sondenkost).
- **Methodische Kompetenz** (Probleme gezielt und systematisch unter Einbeziehung von Informationen und in der Zusammenarbeit mit anderen Berufsgruppen lösen).
- **Sozial-kommunikative Kompetenz** (Pflege als Interaktion, interaktive Kompetenz, Perspektivwechsel und Empathie).
- **Personalkompetenz** (Fähigkeit, Entscheidungen und pflegerische Handlungen zu reflektieren, Balance zwischen Nähe und Distanz).

Aufgabenstellung:

1. Vorüberlegungen zur Lernaufgabe:
- »Liebe geht durch den Magen« – »Das ist mir auf den Magen geschlagen«. Diese Sprichwörter sind Ihnen bestimmt bekannt. Welche Bedeutung hat der Magen für Ihr Leben?
- Halten Sie Ihre Überlegungen in schriftlicher Form fest.

▶

2. Praktische Durchführung:

- Planen Sie mit Hilfe des Praxisanleiters prozessorientiert unter Einbeziehung pflegewissenschaftlicher Grundlagen eine patientenorientierte Pflege bei einem Patienten mit einer PEG.
- Erstellen Sie eine Pflegeplanung für diesen Patienten unter besonderer Berücksichtigung der speziellen Situation des erkrankten Menschen.
- Führen Sie die geplanten pflegerischen Interventionen über einen bestimmten Zeitraum durch und gehen Sie besonders im Rahmen der rehabilitativen Pflege auf die Beratung und Anleitung bezogen auf die Sondenkost des Patienten ein.

3. Auswertung und Reflexion:

Die Auswertung soll im Anschluss an die Pflegehandlung in Form eines offenen Gesprächs mit dem Praxisanleiter erfolgen:

- Wie erging es Ihnen während der Pflegehandlung (positive und negative Rückmeldungen)?
- Wie haben Sie sich gefühlt?
- Konnten Sie sich in die Lage des Patienten hineinversetzen?
- Konnten die Pflegehandlungen wie geplant durchgeführt werden? (Ja, Nein, Begründungen).
- Welche Bedürfnisse des Patienten konnten Sie unmittelbar berücksichtigen?
- Wo gab es für Sie Probleme (Kommunikation, fachliche Fertigkeiten, emotionale Betroffenheit)?
- Reflektieren Sie Ihre Vorgehensweise. Welche Ziele haben Sie erreicht?
- Worauf werden Sie bei der Versorgung eines Patienten mit einer PEG zukünftig achten?

4. Erstellen Sie im Anschluss an das Gespräch eine schriftliche Zusammenfassung der Ergebnisse unter Berücksichtigung der aufgeführten Leitfragen.

6.5 Lerneinheit IVa.9: Pflege von PatientInnen mit Störungen der hormonellen Regulationsfunktion

Pflege eines Patienten mit einem Diabetes mellitus im stationären und/oder ambulanten Bereich

KrPflAPrV: Themenbereich 2: Pflegemaßnahmen auswählen, durchführen und auswerten
Themenbereich 4: Bei der Entwicklung von Rehabilitationskonzepten mitwirken und diese in das Pflegehandeln integrieren
APflAPrV: Lernfeld 1.2: Pflege alter Menschen planen, durchführen, dokumentieren und evaluieren
Lernfeld 1.5: Bei der medizinischen Diagnostik und Therapie mitwirken

Kommentar:

Das Hormonsystem ähnelt einer Paketanlage, die chemische Nachrichten an die verschiedensten Orte im Körper trägt. Molekulare Boten im Blut koordinieren das Wachstum, erzeugen Stresssymptome, regeln den Blutzuckergehalt und lösen bei Frauen den Eisprung aus. Hormone sind chemische Botschafter, die meistens von Drüsen ausgeschüttet werden und binnen Sekunden jede Zelle im Körper erreichen. Die Hormone der Bauchspeicheldrüse, Insulin und Glukagon, sind verantwortlich für die Aufrechterhaltung eines physiologischen Blutzuckerspiegels beim Menschen. Fehlfunktionen können zu gravierenden Störungen im Glukosestoffwechsel führen.

Pflegesituation:

Pflege eines Patienten mit einem Diabetes mellitus im stationären und/oder ambulanten Bereich.

▶

Ziele:
- Die Schüler verstehen die Bedeutung einer diabetischen Erkrankung für einen Patienten und verhalten sich diesem gegenüber empathisch.
- Die Schüler setzen sich mit der Epidemiologie diabetischer Erkrankungen auseinander und unterscheiden die verschiedenen Diabetes mellitus-Formen hinsichtlich der Pathogenese, der Symptome, der Behandlungsstrategien und Prognosen.
- Die Schüler führen eine umfassende Pflege eines an Diabetes mellitus erkrankten Patienten (Typ 1 oder 2) unter besonderer Berücksichtigung der Beratung des Betroffenen durch.

Kompetenzen:
Die Lernaufgabe soll in erster Linie folgende Kompetenzen fördern:
- **Fachliche Kompetenz** (u.a. Epidemiologie des Diabetes mellitus, unterschiedliche Formenkreise, Anleitung und Beratung zur BZ-Messung, Insulininjektion und Ernährung).
- **Methodische Kompetenz** (Probleme gezielt und systematisch unter Einbeziehung von Informationen und in der Zusammenarbeit mit anderen Berufsgruppen lösen).
- **Sozial-kommunikative Kompetenz** (Pflege als Interaktion, interaktive Kompetenz, Perspektivwechsel und Empathie).
- **Personalkompetenz** (Fähigkeit, Entscheidungen und pflegerische Handlungen zu reflektieren, Balance zwischen Nähe und Distanz).

Aufgabenstellung:

1. Vorüberlegungen zur Lernaufgabe:
- Haben Sie schon einmal versucht, eine strenge Diät einzuhalten?
- Was würde es für Sie bedeuten, zweimal täglich eine Injektion zu erhalten?
- Halten Sie Ihre Überlegungen in schriftlicher Form fest.

2. Praktische Durchführung:
- Planen Sie mit Hilfe des Praxisanleiters prozessorientiert unter Einbeziehung pflegewissenschaftlicher Grundlagen eine patientenorientierte Pflege bei einem Patient mit einem Diabetes mellitus.
- Erstellen Sie eine Pflegeplanung für diesen Patienten unter besonderer Berücksichtigung der speziellen Situation des erkrankten Menschen.
- Führen Sie die geplanten pflegerischen Interventionen über einen bestimmten Zeitraum durch und gehen Sie besonders im Rahmen der rehabilitativen Pflege auf die Beratung und Anleitung des Patienten ein.

3. Auswertung und Reflexion:
Die Auswertung soll im Anschluss an die Pflegehandlung in Form eines offenen Gesprächs mit dem Praxisanleiter erfolgen:
- Wie erging es Ihnen während der Pflegehandlung (positive und negative Rückmeldungen)?
- Wie haben Sie sich gefühlt?
- Konnten Sie sich in die Lage des Patienten hineinversetzen?
- Konnten die Pflegehandlungen wie geplant durchgeführt werden? (Ja, Nein, Begründungen).
- Welche Bedürfnisse des Patienten konnten Sie unmittelbar berücksichtigen?
- Wo gab es für Sie Probleme (Kommunikation, fachliche Fertigkeiten, emotionale Betroffenheit)?
- Reflektieren Sie Ihre Vorgehensweise. Welche Ziele haben Sie erreicht?
- Worauf werden Sie bei der Pflege von Patienten mit einem Diabetes mellitus zukünftig achten?

4. Erstellen Sie im Anschluss an das Gespräch eine schriftliche Zusammenfassung der Ergebnisse unter Berücksichtigung der aufgeführten Leitfragen.

6.6 Lerneinheit II.22: Gewalt

Gewaltsituationen im stationären und ambulanten Bereich

KrPflAPrV: Themenbereich 12: In Gruppen und Teams zusammenarbeiten
APflAPrV: Lernfeld 1.5: Bei der medizinischen Diagnostik und Therapie mitwirken

Kommentar:
»Die Gewalt fängt nicht an,
wenn einer einen erwürgt.
Sie fängt an, wenn einer sagt:
»Ich liebe dich, du gehörst mir!«
Die Gewalt fängt nicht an,
wenn Kranke getötet werden.
Sie fängt an,
wenn einer sagt:
»Du bist krank
und du musst tun, was ich dir sage!«
Erich Fried

Pflegesituation:
Gewaltsituationen im stationären und ambulanten Bereich.

Ziele:
- Die Schüler setzen sich mit unterschiedlichen Erscheinungsformen von Gewalt und deren Ursachen auf psychischer, physischer und struktureller Ebene auseinander.
- Die Schüler sind sensibilisiert für Gewaltsituationen, die sowohl von Pflegenden als auch von Patienten ausgehen können.
- Die Schüler reflektieren »alltägliche« Gewaltsituationen in der Pflege und überlegen Möglichkeiten der Gewaltdeeskalation bzw. -prävention.

Kompetenzen:
Die Lernaufgabe soll in erster Linie folgende Kompetenzen fördern:
- **Fachliche Kompetenz** (u. a. Erscheinungsformen und Ursachen von Gewalt im pflegerischen Alltag, Möglichkeiten der Prävention von Gewalt).
- **Methodische Kompetenz** (Probleme gezielt und systematisch unter Einbeziehung von Informationen und in der Zusammenarbeit mit anderen Berufsgruppen lösen).
- **Sozial-kommunikative Kompetenz** (Pflege als Interaktion, interaktive Kompetenz, Perspektivwechsel und Empathie).
- **Personalkompetenz** (Fähigkeit, Entscheidungen und pflegerische Handlungen zu reflektieren, Balance zwischen Nähe und Distanz).

Aufgabenstellung:

1. Vorüberlegungen zur Lernaufgabe:
- Was verstehen Sie unter Gewalt? Welche Erfahrungen haben Sie dahingehend im privaten oder beruflichen Alltag gemacht? Welche Bewältigungsstrategien haben Sie angewandt?
- Halten Sie Ihre Überlegungen in schriftlicher Form fest.

2. Praktische Durchführung:
- Beobachten Sie »Gewaltsituationen« im pflegerischen Bereich, sammeln Sie diese und analysieren Sie eine Situation auf mögliche Ursachen.
- Entwickeln Sie alternative Handlungsstrategien und überlegen Sie, wie diese Situation zu verhindern gewesen wäre.

▶

3. Auswertung und Reflexion:
Die Auswertung soll im Anschluss an die Pflegehandlung in Form eines offenen Gesprächs
mit dem Praxisanleiter erfolgen:
- Wie erging es Ihnen während der Beobachtung (positive und negative Rückmeldungen)?
- Wie haben Sie sich gefühlt?
- Konnten Sie sich in die Lage der Betroffenen hineinversetzen?
- War es für Sie möglich, die bestehende Situation zu analysieren und alternative Strategien
  zu überlegen?
- Reflektieren Sie Ihre Vorgehensweise. Welche Ziele haben Sie erreicht?
- Worauf werden Sie im pflegerischen Alltag zukünftig achten?

**4. Erstellen Sie im Anschluss an das Gespräch eine schriftliche Zusammenfassung der Ergebnisse
unter Berücksichtigung der aufgeführten Leitfragen.**

6.7 Lerneinheit I.30: Schwangere und Wöchnerinnen pflegen

**Gestaltung und Durchführung einer Entlassungsberatung bei einer Wöchnerin
im Anschluss an eine Normalgeburt**

KrPflAPrV: Themenbereich 2: Pflegemaßnahmen auswählen, durchführen und auswerten

Kommentar:
Ziel der Entlassungsberatung ist die umfassende Information und Anleitung der Eltern des Neugeborenen, um eine Basis für eine an aktuellen und wissenschaftlich abgesicherten Erkenntnissen
orientierten Pflege zu schaffen.

Pflegesituation:
Gestaltung und Durchführung einer Entlassungsberatung bei einer Wöchnerin im Anschluss
an eine Normalgeburt.

Ziele:
- Die Schüler verstehen die Bedeutung einer umfassenden, individuellen und bedarfsgerechten
  Entlassungsberatung.
- Die Schüler verstehen die Inhalte der Entlassungsberatung und können diese empfänger-
  orientiert vermitteln.

Kompetenzen:
Die Lernaufgabe soll in erster Linie folgende Kompetenzen fördern:
- **Fachliche Kompetenz** (u. a. verschiedene Formen der organisierten Informationsverarbeitung im
  Bereich der Pflege: z. B. Nutzen der bestehenden Pflegedokumentation, Ergänzungen durch
  eigene Recherchen).
- **Methodische Kompetenz** (Probleme gezielt und systematisch unter Einbeziehung von Informa-
  tionen und in der Zusammenarbeit mit anderen Berufsgruppen lösen).
- **Sozial-kommunikative Kompetenz** (Pflege als Interaktion, interaktive Kompetenz, Perspektiv-
  wechsel und Empathie, Informationen empfängerorientiert vermitteln).
- **Personalkompetenz** (Fähigkeit, Entscheidungen und pflegerische Handlungen zu reflektieren,
  Balance zwischen Nähe und Distanz).

▶

Aufgabenstellung:

1. Vorüberlegungen zur Lernaufgabe:
- Welche Wünsche, Ziele und Ängste sind für die Eltern des Neugeborenen mit der neuen Lebenssituation verbunden?
- Welche Inhalte werden in den gängigen Geburtsvorbereitungskursen vermittelt?
- Halten Sie Ihre Überlegungen schriftlich fest.

2. Praktische Durchführung:
- Suchen Sie mit Hilfe des Praxisanleiters ein geeignetes Elternpaar aus.
- Informieren Sie sich über den vermutlichen Kenntnisstand der zu beratenden Personen.
- Stellen Sie die Beratungsinhalte und Ihre Strategie im Textzusammenhang dar.
- Führen Sie die Beratungssituation unter Aufsicht/in Anwesenheit Ihres Praxisanleiters durch.

3. Auswertung und Reflexion:
Die Auswertung soll im Anschluss an die Pflegehandlung in Form eines offenen Gesprächs mit dem Praxisanleiter erfolgen:
- Wie erging es Ihnen während der Pflegehandlung (positive und negative Rückmeldungen)?
- Konnten Sie sich in die Lage der von Ihnen beratenen Personen hineinversetzen?
- Konnten Sie die Gesprächssituation wie geplant durchführen? (Ja, Nein, Begründungen).
- Welche Ängste und Unsicherheiten der »neuen Eltern« konnten Sie abbauen?
- Wo gab es für Sie Probleme (Kommunikation, fachliche Fertigkeiten, emotionale Betroffenheit)?
- Reflektieren Sie Ihre Vorgehensweise. Welche Ziele haben Sie erreicht?
- Worauf werden Sie in analogen Situationen zukünftig verstärkt achten?

4. Erstellen Sie im Anschluss an das Gespräch eine schriftliche Zusammenfassung der Ergebnisse unter Berücksichtigung der aufgeführten Leitfragen.

6.8 Lerneinheit IVa.5: Pflege von Patienten mit Störungen oder Erkrankungen des zentralen Nervensystems

Pflege eines Patienten mit Hemiparese oder Hemiplegie nach dem Bobath-Konzept

KrPflAPrV: Themenbereich 2: Pflegemaßnahmen auswählen, durchführen und auswerten
Themenbereich 4: Bei der Entwicklung von Rehabilitationskonzepten mitwirken und diese in das Pflegehandeln integrieren
APflAPrV: Lernfeld 1.2: Pflege alter Menschen planen, durchführen, dokumentieren und evaluieren
Lernfeld 1.5: Bei der medizinischen Diagnostik und Therapie mitwirken

Kommentar:
Bei Patienten in der Neurologie ist häufig das Organ betroffen, das dem Menschen seine Individualität und Persönlichkeit verleiht: das Gehirn. Viele der neurologischen Patienten sehen sich von einem Augenblick auf den anderen mit einer möglicherweise bleibenden Behinderung konfrontiert. Häufig handelt es sich um existenziell bedrohliche Situationen. Die pflegerische Versorgung wird zusätzlich dadurch erschwert, dass sich die Patienten häufig aus Hilflosigkeit und Angst heraus scheinbar ungerecht und aggressiv verhalten.

Pflegesituation:
Pflege eines Patienten mit Hemiparese oder Hemiplegie nach dem Bobath-Konzept.

►

Ziele:

- Die Schüler können neue Ansätze einer aktivierenden, schonenden und fördernden Pflege in konkreten Pflegesituationen anwenden.
- Die Schüler können Prinzipien und Strategien des Bobath-Konzepts in konkrete Handlungssituationen übertragen und die Pflegeinterventionen entsprechend planen und durchführen.
- Die Schüler können ihr Vorgehen reflektieren.

Kompetenzen:

Die Lernaufgabe soll in erster Linie folgende Kompetenzen fördern:

- **Fachliche Kompetenz** (u. a. prozessorientierte Pflege, spezielle Pflegemaßnahmen bei Patienten mit Hemiparese/Hemiplegie, fachliche Inhalte der Patienten- und Angehörigenberatung).
- **Methodische Kompetenz** (Probleme gezielt und systematisch unter Einbeziehung von Informationen und in der Zusammenarbeit mit anderen Berufsgruppen lösen, Pflegeprozess, Beratungsmodelle).
- **Sozial-kommunikative Kompetenz** (Pflege als Interaktion, interaktive Kompetenz, Perspektivwechsel und Empathie).
- **Personalkompetenz** (Fähigkeit, Entscheidungen und pflegerische Handlungen zu reflektieren).

Aufgabenstellung:

1. Vorüberlegungen zur Lernaufgabe:

- Arbeiten Sie die für diese Lernaufgabe relevanten Unterrichtsinhalte der Lerneinheit noch einmal durch.
- Fassen Sie die wichtigsten Punkte in einer Mind-Map zusammen.

2. Praktische Durchführung:

- Wählen Sie zusammen mit dem zuständigen Praxisanleiter einen geeigneten Patienten mit einer Hemiparese/Hemiplegie aus und erstellen Sie unter Berücksichtigung des Bobath-Konzepts eine Pflegeplanung nach dem Pflegeprozessmodell.
- Führen Sie die geplanten Pflegemaßnahmen durch.
- Halten Sie Ihre Überlegungen zur Evaluation inklusive der eventuell notwendigen Veränderungen bei den Ressourcen, Problemen, Zielen und Maßnahmen schriftlich fest.
- Reflektieren Sie Möglichkeiten und Grenzen des Konzepts, die bei der praktischen Durchführung zu beachten sind.

3. Auswertung und Reflexion:

Die Auswertung soll im Anschluss an die Pflegehandlung in Form eines offenen Gesprächs mit dem Praxisanleiter erfolgen. Berücksichtigen Sie dabei zusätzlich zu den obigen Aufgabenstellungen die folgenden Punkte:

- Wie erging es Ihnen während der Pflegehandlung (positive und negative Rückmeldungen)?
- Wo gab es für Sie Probleme (Kommunikation, fachliche Fertigkeiten, emotionale Betroffenheit)?
- Reflektieren Sie Ihre Vorgehensweise. Welche Ziele haben Sie erreicht?
- Worauf werden Sie bei der Pflege von Patienten mit einer Hemiparese oder Hemiplegie zukünftig achten?

4. Erstellen Sie im Anschluss an das Gespräch eine schriftliche Zusammenfassung der Ergebnisse unter Berücksichtigung der aufgeführten Leitfragen.

6.9 Lerneinheit IVa.6: Pflege von Patienten mit Atemstörungen oder Erkrankungen der Atemorgane

Pflege eines Patienten mit COPD (Chronisch obstruktive Lungenerkrankung – engl.: *chronic obstructive pulmonary disease*)

KrPflAPrV: Themenbereich 2: Pflegemaßnahmen auswählen, durchführen und auswerten
Themenbereich 4: Bei der Entwicklung von Rehabilitationskonzepten mitwirken und diese in das Pflegehandeln integrieren
APflAPrV: Lernfeld 1.2: Pflege alter Menschen planen, durchführen, dokumentieren und evaluieren
Lernfeld 1.5: Bei der medizinischen Diagnostik und Therapie mitwirken

Kommentar:
Erkrankungen, die mit Atemnot einhergehen, rufen beim Patienten Gefühle der Beklemmung, Angst bis hin zur Panik hervor, da der Betroffene die Situation als lebensbedrohlich erlebt. Von den Pflegenden ist daher ruhiges, aber zügiges und kompetentes Handeln gefordert. Tritt die Atemnot infolge einer chronischen Erkrankung auf, so beraten und schulen die Pflegenden den Patienten bezüglich atemunterstützender Körperpositionen und Atemtechniken.

Pflegesituation:
Pflege eines Patienten mit COPD

Ziele:
- Die Schüler erfassen die Vorgeschichte und das aktuelle Krankheitsgeschehen aus den vorhandenen Unterlagen, den Informationen der zuständigen Pflegepersonen und über zielgerichtete Gespräche mit dem Patienten und evtl. seinen Angehörigen.
- Die Schüler können die Zusammenhänge zwischen den pathophysiologischen Veränderungen sowie den diagnostischen und therapeutischen Maßnahmen erklären und begründen.
- Die Schüler können Maßnahmen der Atemtherapie den Bedürfnissen des Patienten entsprechend sinnvoll planen, durchführen und evaluieren.

Kompetenzen:
Die Lernaufgabe soll in erster Linie folgende Kompetenzen fördern:
- **Fachliche Kompetenz** (u.a. prozessorientierte Pflege, spezielle Pflegemaßnahmen bei Patienten mit COPD, fachliche Inhalte der Patienten- und Angehörigenberatung).
- **Methodische Kompetenz** (Probleme gezielt und systematisch unter Einbeziehung von Informationen und in der Zusammenarbeit mit anderen Berufsgruppen lösen, Pflegeprozess, Beratungs- und Schulungsmodelle).
- **Sozial-kommunikative Kompetenz** (Pflege als Interaktion, interaktive Kompetenz, Perspektivwechsel und Empathie).
- **Personalkompetenz** (Fähigkeit, Entscheidungen und pflegerische Handlungen zu reflektieren).

Aufgabenstellung:

1. Vorüberlegungen zur Lernaufgabe:
- Arbeiten Sie die für diese Lernaufgabe relevanten Unterrichtsinhalte der Lerneinheit noch einmal durch.
- Fassen Sie die wichtigsten Punkte in einer Mind-Map zusammen.

2. Praktische Durchführung:
- Wählen Sie zusammen mit dem zuständigen Praxisanleiter einen geeigneten Patienten mit einer COPD aus.

▶

- Ermitteln Sie alle relevanten Informationen zur Vorgeschichte, zum aktuellen Krankheitsgeschehen und zur aktuellen Pflegeanamnese des Patienten. Halten Sie die Ergebnisse schriftlich fest.
- Erklären Sie Sinn und Zweck der diagnostischen und therapeutischen Maßnahmen für diesen konkreten Patienten.
- Erarbeiten und begründen Sie geeignete Pflegemaßnahmen, die die Ressourcen des Patienten fördern und die krankheitsbedingten Defizite vermindern können.
- Halten Sie Ihre Überlegungen in schriftlicher Form fest.

3. Auswertung und Reflexion:

Die Auswertung soll im Anschluss an die Pflegehandlung in Form eines offenen Gesprächs mit dem Praxisanleiter erfolgen:
- Wie erging es Ihnen während der Pflegehandlung (positive und negative Rückmeldungen)?
- Konnten Sie sich – zumindest teilweise – in die Lage des Patienten hineinversetzen?
- Konnten die Pflegehandlungen wie geplant durchgeführt werden? (Ja, Nein, Begründungen).
- Welche Bedürfnisse des Patienten konnten Sie unmittelbar berücksichtigen?
- Wo gab es für Sie Probleme (Kommunikation, fachliche Fertigkeiten, emotionale Betroffenheit)?
- Reflektieren Sie Ihre Vorgehensweise. Welche Ziele haben Sie erreicht?
- Worauf werden Sie in analogen Situationen zukünftig verstärkt achten?

4. Erstellen Sie im Anschluss an das Gespräch eine schriftliche Zusammenfassung der Ergebnisse unter Berücksichtigung der aufgeführten Leitfragen.

6.10 Lerneinheit IVa.10: Pflege von PatientInnen mit Urinausscheidungsstörungen

Begleitung und pflegerische Betreuung eines Dialyse-Patienten

KrPflAPrV: Themenbereich 2: Pflegemaßnahmen auswählen, durchführen und auswerten
Themenbereich 4: Bei der Entwicklung von Rehabilitationskonzepten mitwirken und diese in das Pflegehandeln integrieren
APflAPrV: Lernfeld 1.2: Pflege alter Menschen planen, durchführen, dokumentieren und evaluieren
Lernfeld 1.5: Bei der medizinischen Diagnostik und Therapie mitwirken

Kommentar:

Hauptindikation der Nierenersatztherapie ist die fortgeschrittene Niereninsuffizienz. Während der Dialyse wird der Patient durch speziell geschultes Pflegepersonal betreut. Auch die allgemeine Pflege stellt hohe Anforderungen an alle beteiligten Personen.
Durch die tägliche Konfrontation mit seiner Krankheit ist der Dialyse-Patient oft weit von einem »normalen Leben« entfernt. Oft stehen insbesondere psychische Probleme im Vordergrund. Hier seien als Stichwörter z.B. Abhängigkeit von der Maschine, Angst vor ernsten Komplikationen, Einschränkungen in der Lebensgestaltung genannt.

Pflegesituation:

Begleitung und pflegerische Betreuung eines Dialyse-Patienten.

Ziele:
- Die Schüler können die besonderen Gegebenheiten und Lebensumstände von Dialyse-Patienten bei der pflegerischen Betreuung berücksichtigen.
- Die Schüler sind in Lage, die bei Dialyse-Patienten notwendigen Pflegemaßnahmen prozesshaft zu planen, durchzuführen und zu evaluieren.

►

Kompetenzen:

Die Lernaufgabe soll in erster Linie folgende Kompetenzen fördern:

- **Fachliche Kompetenz** (u. a. prozessorientierte Pflege, spezielle Pflegemaßnahmen bei Dialyse-Patienten, Zusammenhänge zwischen Krankheitslehre und Pflege).
- **Methodische Kompetenz** (Probleme gezielt und systematisch unter Einbeziehung von Informationen und in der Zusammenarbeit mit anderen Berufsgruppen lösen, Pflegeprozess, Beratungs- und Schulungsmodelle).
- **Sozial-kommunikative Kompetenz** (Pflege als Interaktion, interaktive Kompetenz, Perspektivwechsel und Empathie).
- **Personalkompetenz** (Fähigkeit, Entscheidungen und pflegerische Handlungen zu reflektieren).

Aufgabenstellung:

1. Vorüberlegungen zur Lernaufgabe:
- Denken Sie sich in die besondere Situation eines Dialyse-Patienten hinein: Welche Einschränkungen muss er bei seiner Lebensführung beachten? Was heißt das unter Umständen für seine Angehörigen?

2. Praktische Durchführung:
- Wählen Sie zusammen mit dem zuständigen Praxisanleiter einen geeigneten Patienten aus.
- Ermitteln Sie alle relevanten Informationen zur Vorgeschichte, zum aktuellen Krankheitsgeschehen und zur aktuellen Pflegeanamnese des Patienten. Halten Sie die Ergebnisse schriftlich fest.
- Führen Sie ein Gespräch mit dem Patienten und beschreiben Sie seine spezielle Lebenssituation. Gehen Sie dabei u. a. auf Fragen aus dem Kommentar zu dieser Lernaufgabe ein.
- Fassen Sie die speziellen Pflegemaßnahmen, die durch die bestehende Niereninsuffizienz in Kombination mit der Dialyse erforderlich sind, zusammen und begründen Sie Art und Umfang der Durchführung.

3. Auswertung und Reflexion:

Die Auswertung soll im Anschluss an die Pflegehandlung in Form eines offenen Gesprächs mit dem Praxisanleiter erfolgen:
- Wie erging es Ihnen während der Pflegehandlung (positive und negative Rückmeldungen)?
- Konnten Sie sich – zumindest teilweise – in die Lage des Patienten hineinversetzen?
- Wo gab es für Sie Probleme (Kommunikation, fachliche Fertigkeiten, emotionale Betroffenheit)?
- Reflektieren Sie Ihre Vorgehensweise. Welche Ziele haben Sie erreicht?
- Worauf werden Sie in analogen Situationen zukünftig verstärkt achten?

4. Erstellen Sie im Anschluss an das Gespräch eine schriftliche Zusammenfassung der Ergebnisse unter Berücksichtigung der aufgeführten Leitfragen.

6.11 Lerneinheit IVa.15: Pflege seh- und hörerkrankter PatientInnen

Pflege eines Patienten mit einem Hörsturz im stationären Bereich

KrPflAPrV: Themenbereich 2: Pflegemaßnahmen auswählen, durchführen und auswerten
Themenbereich 4: Bei der Entwicklung von Rehabilitationskonzepten mitwirken und diese in das Pflegehandeln integrieren
APflAPrV: Lernfeld 1.2: Pflege alter Menschen planen, durchführen, dokumentieren und evaluieren
Lernfeld 1.5: Bei der medizinischen Diagnostik und Therapie mitwirken

►

Kommentar:

Unsere fünf Sinnesorgane vermitteln dem Hirn die Formen und Farben der Welt. Sie registrieren deren Geräusche, deren Geschmack und helfen uns zu unterscheiden, was oben und unten ist: Sie sind unser Tor zur Wirklichkeit. Fast 90 % aller Eindrücke aus der Umwelt nimmt der Mensch mit Hilfe seiner Augen auf. Das Sinnessystem Ohr vereinigt Gehör und Gleichgewichtsorgan. Das Hörorgan gehört zu den feinsten und verletzlichsten Strukturen im Körper des Menschen. Der sogenannte Hörsturz ist ein akutes Ereignis mit einer plötzlich auftretenden Schallempfindungs-schwerhörigkeit oder Taubheit und scheint sich zu einer Zivilisationskrankheit unserer Zeit zu entwickeln.

Pflegesituation:

Pflege eines Patienten mit einem Hörsturz im stationären Bereich.

Ziele:

- Die Schüler setzen sich mit der Bedeutung eines Hörsturzes für den Patienten auseinander.
- Die Schüler wissen, dass ein Hörsturz ein akut auftretendes Ereignis ist und als HNO-ärztlicher Notfall einzustufen ist.
- Die Schüler erkennen die Symptome eines Hörsturzes und sind in der Lage, adäquate Maßnahmen einzuleiten.
- Die Schüler führen eine umfassende Pflege und Beratung bei einem Patient mit einem Hörsturz durch, unter besonderer Berücksichtigung der psychosozialen Situation des Patienten.

Kompetenzen:

Die Lernaufgabe soll in erster Linie folgende Kompetenzen fördern:

- **Fachliche Kompetenz** (u.a. Hörstörungen und Erkrankungen des Ohres, Verfahren der otologischen Diagnostik und Therapie, besondere Pflegetechniken bei Patienten mit Hörerkrankungen).
- **Methodische Kompetenz** (Probleme gezielt und systematisch unter Einbeziehung von Informationen und in der Zusammenarbeit mit anderen Berufsgruppen lösen).
- **Sozial-kommunikative Kompetenz** (Pflege als Interaktion, interaktive Kompetenz, Perspektiv-wechsel und Empathie).
- **Personalkompetenz** (Fähigkeit, Entscheidungen und pflegerische Handlungen zu reflektieren, Balance zwischen Nähe und Distanz).

Aufgabenstellung:

1. Vorüberlegungen zur Lernaufgabe:

- Haben Sie schon Erfahrungen mit Menschen gemacht, die schlecht oder gar nicht hören konnten?
- Welche Bedeutung kann Schwerhörigkeit für einen Menschen im Alltag haben, welche Bedeutung hat dieses Phänomen für Sie?
- Halten Sie Ihre Überlegungen in schriftlicher Form fest.

2. Praktische Durchführung:

- Planen Sie mit Hilfe des Praxisanleiters prozessorientiert unter Einbeziehung pflegewissen-schaftlicher Grundlagen eine patientenorientierte Pflege bei einem Patienten mit einem Hörsturz.
- Erstellen Sie eine Pflegeplanung für diesen Patienten unter besonderer Berücksichtigung der speziellen Situation des erkrankten Menschen.
- Führen Sie die geplanten pflegerischen Interventionen über einen bestimmten Zeitraum durch und gehen Sie im Rahmen der rehabilitativen Pflege besonders auf die Beratung und Anleitung des Patienten ein.

3. Auswertung und Reflexion:

Die Auswertung soll im Anschluss an die Pflegehandlung in Form eines offenen Gesprächs mit dem Praxisanleiter erfolgen:

- Wie erging es Ihnen während der Pflegehandlung (positive und negative Rückmeldungen)?
- Wie haben Sie sich gefühlt?
- Konnten Sie sich in die Lage des Patienten hineinversetzen?
- Konnten die Pflegehandlungen wie geplant durchgeführt werden? (Ja, Nein, Begründungen).
- Welche Bedürfnisse des Patienten konnten Sie unmittelbar berücksichtigen?
- Wo gab es für Sie Probleme (Kommunikation, fachliche Fertigkeiten, emotionale Betroffenheit)?
- Reflektieren Sie Ihre Vorgehensweise. Welche Ziele haben Sie erreicht?
- Worauf werden Sie bei der Pflege von Patienten mit einem Hörsturz zukünftig achten?

4. Erstellen Sie im Anschluss an das Gespräch eine schriftliche Zusammenfassung der Ergebnisse unter Berücksichtigung der aufgeführten Leitfragen.

▶

Literatur

AltPflG: Gesetz über die Berufe in der Altenpflege (Altenpflegegesetz) vom 17.10.2000, Bundesgesetzblatt Jg. 2000 Teil I, Nr. 50, S. 1513–1519

AltPflAPrV: Ausbildungs- und Prüfungsverordnung für den Beruf der Altenpflegerin bzw. des Altenpflegers; vom Bundesrat am 11. Mai 2001 beschlossene Änderungsfassung

Becker, Georg E. (2004): Unterricht planen. Beltz Verlag, Weinheim

Benner, P. (2000): Stufen zur Pflegekompetenz. Verlag Hans Huber, Bern.

Bohrer, A. (2005): Lernort Praxis – kompetent begleiten und anleiten. Prodos Verlag, Brake

Brinker-Meyendriesch, E. (2003): Lernortkooperation – neue gesetzliche Regelungen und Implementierung. In: Unterricht Pflege, 8. Jahrg. Heft 4, Oktober, Prodos Verlag.

Bundeszentrale für gesundheitliche Aufklärung (2001): Was erhält Menschen gesund? Antonovskys Modell der Salutogenese. Forschung und Praxis der Gesundheitsförderung, Band 06, Schriftenreihe der Bundeszentrale für gesundheitliche Aufklärung, Köln.

Caritas-Gemeinschaft für Pflege- und Sozialberufe u. a. (Hrsg.) (2003): Denkanstösse für die praktische Pflegeausbildung. Druckerei Rebholz GmbH, Freiburg.

Deutsches Netzwerk für Qualitätsentwicklung in der Pflege (DNQP), (Hrsg.) (2004): Expertenstandard Dekubitusprophylaxe in der Pflege. Entwicklung – Konsentierung – Implementierung. 2. Auflage mit aktualisierter Literaturstudie (1999–2002), Osnabrück.

Deutsches Netzwerk für Qualitätsentwicklung in der Pflege (DNQP), (Hrsg.) (2006): Expertenstandard Förderung der Harnkontinenz in der Pflege. Osnabrück.

Deutsches Netzwerk für Qualitätsentwicklung in der Pflege (DNQP), (Hrsg.) (2004): Expertenstandard Entlassungsmanagement in der Pflege. Entwicklung – Konsentierung – Implementierung. Osnabrück.

Deutsches Netzwerk für Qualitätsentwicklung in der Pflege (DNQP), (Hrsg.) (2005): Expertenstandard Schmerzmanagement in der Pflege. Entwicklung – Konsentierung – Implementierung. Osnabrück.

Deutsches Netzwerk für Qualitätsentwicklung in der Pflege (DNQP), (Hrsg.) (2006): Expertenstandard Sturzprophylaxe in der Pflege. Entwicklung – Konsentierung – Implementierung. Osnabrück.

Fried, E. zitiert nach Koch-Straube (2003): Beratung in der Pflege. In: Deutscher Verein für Pflegewissenschaft (Hrsg): Pflege und Gesellschaft. Mabuse Verlag, Frankfurt/Main, S. 87f.

Geppert, S.; Geppert, C. (2005): Lernfelder in der Pflegeausbildung. Theorie und praktische Umsetzung. Kohlhammer Verlag

Klafki, W. (1996): Neue Studien zur Bildungstheorie und Didaktik. Beltz Verlag, Weinheim.

KrPflG: Gesetz über die Berufe in der Krankenpflege vom 16. Juli 2003. Bundesgesetzblatt Jahrgang 2003, Teil I Nr. 36, Bonn.

KrPflAPrV: Ausbildungs- und Prüfungsverordnung für die Berufe in der Krankenpflege vom 16. Juli 2003.

Kühn, Cornelia: Deutsches Institut für angewandte Pflegeforschung e. V. November 2003.

Kultusministerkonferenz: Handreichung für die Erarbeitung von Rahmenlehrplänen der Kultusministerkonferenz, 2000.

Lange, Werner (2003): Die Lunge- Aufbau und Funktion. In: *www.wdr.de/tv/rundumgesund/sendungen_ 2005 vom 10. 02. 2007*

Ministerium für Gesundheit, Soziales, Frauen und Familie des Landes NRW (2003): Ausbildungsrichtlinie für die staatlich anerkannten Kranken- und Kinderkrankenpflegeschulen in NRW. Düsseldorf.

Ministerium für Gesundheit, Soziales, Frauen und Familie des Landes Nordrhein-Westfalen (2003): Richtlinie für die Ausbildung in der Gesundheits- und Krankenpflege sowie in der Gesundheits- und Kinderkrankenpflege. Anpassung: Gertrud Hundenborn,

Muster-Wäbs, H.; Ruppel, A. Schneider, K. (2005): Das Lernfeldkonzept verstehen und anwenden. Prodos Verlag, Brake.

Olbrich, C. (1999): Pflegekompetenz. Huber Verlag, Bern.

Pätzold, G. (1997): Lehren und Lernen in der beruflichen Bildung. Fernuniversität Hagen, Kurs 4306

Menche, Nicole (Hrsg.) (2004): Pflege Heute. Urban und Fischer Verlag, München

Raven, U. (2006): Pflegerische Handlungskompetenz – Konsequenzen einer Begriffsklärung. In: *www.printernet.info*; 8. Jahrg. Januar, Heft 1.

Rother, J.; Panfil, E. (2005): Wundversorgung ist mehr als Verband anlegen, In: Pflege Aktuell, 59. Jahrgang, Heft 4

Rüller, H. (2004): Pflegeausbildungen in der berufspädagogischen Gegenwart. In: Unterricht Pflege, 9. Jahrg., Heft 2, Prodos Verlag, S. 4

Schneider, C. (2003): Das Lernfeldkonzept zwischen theoretischen Erwartungen und praktischen Realisierungsmöglichkeiten. In: Schneider, K.; Brinker-Meyendriesch, E; Schneider, A. (2003): Pflege-pädagogik, Springer Verlag, Berlin

Schneider, K.; Hergesell, S.; Drude, C. (Hrsg.) (2005): Pflegeunterricht konkret. Urban und Fischer Verlag

Schneider, K.; Kremer, H.; Stöhr, M.; Barkmann, E. (2005): Themenbereiche und Lernfelder im Pflege-unterricht. Werkstattbücher zu Pflege heute. Urban & Fischer bei Elsevier, München.

Shaw, G. B.: *www.sinnsprüche.de/daten/s* – 112 Seite 3 htm

Siebert, H. (2003): Vernetztes Lernen. Luchterhand Verlag, München/Unterschleißheim

Stöhr, M.; Trumpetter, N. (2006): Berufliches Selbstverständnis entwickeln und lernen, berufliche Anforderungen zu bewältigen. Analyse und Vorschläge für den Unterricht. Urban & Fischer bei Elsevier, München.

Walter, A. (2006): Die lernfeldorientierte Curriculumentwicklung. In: Printernet. Die Zeitung für Pflegewissenschaft. 8. Jg., Heft 7–8, S. 389

Wieteck, P; Velleuer, H.-J. (2003): Pflegeprobleme formulieren – Pflegemaßnahmen planen – Recom Verlag

Wittneben, K. (2003): Pflegekonzepte in der Weiterbildung für Pflegelehrerinnen und Pflegelehrer. Peter Lang Verlag, Frankfurt am Main.

Register

Evangelische PflegeAkademie der Inneren Mission München (Hrsg.)

Lernfeldorientiertes Praxisbegleitheft für Pflegeausbildungen

Steuerungsinstrument für kompetenzfördernde Lernprozesse
1. Ausbildungsjahr

2007. 52 Seiten, 21,0 x 29,7 cm, kartoniert
ISBN 978-3-89993-450-2
€ 12,90

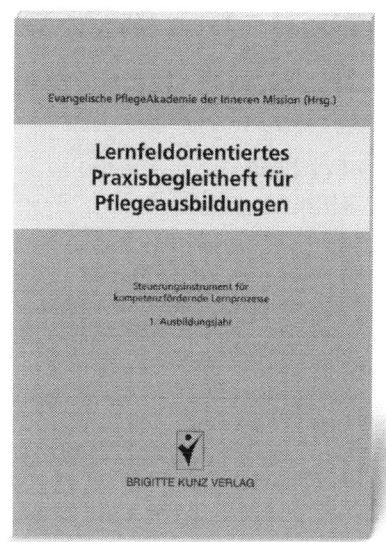

Dieses Praxisbegleitheft beschreibt kurz und knapp 30 Lernsituationen. In übersichtlichen Tabellen zeigt es die Inhalte und Kompetenzkriterien, die die Schüler erwerben müssen. So können Schüler die Komplexität ihres Handelns im pflegerischen Alltag leichter erfassen und flexibel in verschiedenen Situationen reagieren. Lehrer können den Lernbedarf und Entwicklungsstand ihrer Schüler mit diesem Buch gezielt fördern, überprüfen und nachweisen.

Das Buch entspricht den neuesten pflegewissenschaftlichen Erkenntnissen und bezieht sich auch auf die präventive, rehabilitative und palliative Pflege.

Ursula Kriesten

Fallsammlung für die lernfeldorientierte Altenpflegeausbildung

Lern- und Handlungssituationen mit Arbeitsaufträgen für den Unterricht und zur Vorbereitung auf die staatliche Prüfung

2007. 240 Seiten, 14,8 x 21,0 cm, kartoniert
ISBN 978-3-89993-442-7
€ 14,–

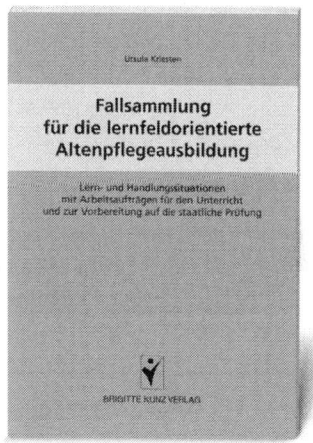

Ursula Kriesten stellt Beispiele und Situationen zu allen Lernfeldern dar, die im Pflegealltag stattfinden und in Ausbildung und Prüfung behandelt werden müssen – so wie es das neue Bundesaltenpflegegesetz fordert.

Zu jeder Fallgeschichte gibt sie fallspezifische und methodisch unterschiedliche Bearbeitungshinweise. Damit schafft sie eine spannende Grundlage für die Organisation und Durchführung der Ausbildung gemäß der Lernfelddidaktik. Gleichzeitig bietet dieses Buch mit vielen Fallbeispielen und -situationen eine hervorragende Grundlage für die Durchführung der schriftlichen und mündlichen Prüfung.

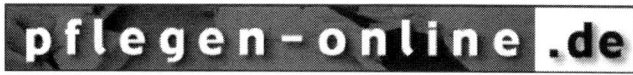

Stand Mai 2007. Änderungen vorbehalten.

BRIGITTE KUNZ VERLAG

Margot Sieger • Elfriede Brinker-Meyendriesch

Der Rote Faden für die praktische Ausbildung in den Pflegeberufen

Ein Arbeitsbuch für die Anleiterin, Lehrende, Schülerin, Stations- bzw. Bereichsleiterin

2004. 188 Seiten, 35 Abbildungen, 26,5 x 31,5 cm, Ringordner
ISBN 978-3-89993-405-2
€ 39,90

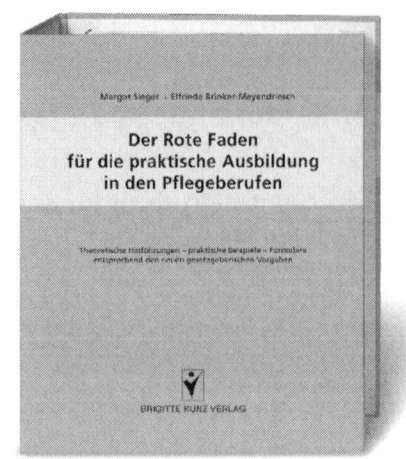

»Dieses Arbeitsbuch ist ein empfehlenswertes Beispiel für eine systematische Pädagogisierung der praktischen (betrieblichen) Lernorte in den unterschiedlichen Handlungsfeldern der Pflege. […] Es schließt eine Lücke zwischen dem individuellen Lernbedarf der Schüler/-innen, den institutionellen Bedingungen und den curricularen Zielen der Lehrer.«

Gertrud Stöcker in »Die Schwester/Der Pfleger«

Bärbel Rohde

Ausbildungsplanung in der Gesundheits- und Krankenpflege

Eine Begleitung für den theoretischen und fachpraktischen Unterricht mit Modellprojekten

2007. 160 Seiten, 14,8 x 21,0 cm, kartoniert
ISBN 978-3-89993-445-8
€ 12,90

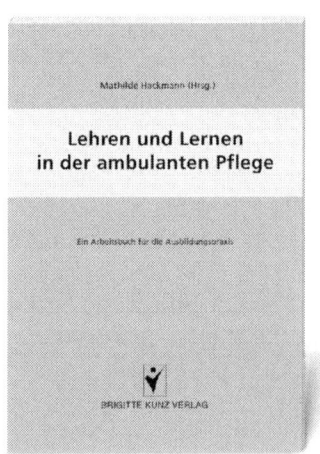

Dieses Buch zeigt exemplarisch, wie Theorie- und Praxisinhalte so erworben werden, dass sie aufeinander aufbauen und sich ergänzen. Der Unterricht erfolgt dabei als Blockunterricht, wie er an vielen Gesundheits- und Krankenpflegeschulen üblich ist. Aber auch die Umsetzung in Schultage, wie sie an Altenpflegeschulen üblich sind, ist möglich. Bärbel Rohde beschreibt, wie die Schüler ihren Unterricht mitgestalten und den Lernstoff selbstständig erarbeiten können. Dazu gibt sie Anregungen zu Modellprojekte für den Transfer zwischen Theorie und Praxis.

Mathilde Hackmann (Hrsg.)

Lehren und Lernen in der ambulanten Pflege

Ein Arbeitsbuch für die Ausbildungspraxis

2005. 216 Seiten, 14,8 x 21,0 cm, kartoniert
ISBN 978-3-89993-416-8
€ 24,90

»Das Buch erläutert die Rahmenbedingungen der Pflegeausbildung und bietet einen Überblick über Ausbildungskonzepte im Ausland. Die Autorin beschreibt Erfahrungen in der Umsetzung des theoretischen Unterrichtes sowie in der Gestaltung von Praxiseinsätzen für verschiedene Ausbildungszwecke. Außerdem werden Vorschläge für die Konzeption, Planung, Durchführung und Evaluation gemacht. Damit ist dies ein Nachschlagewerk für alle, die in der ambulanten Pflege ausbilden wollen.«

Pflegezeitschrift

Stand Mai 2007. Änderungen vorbehalten.

BRIGITTE KUNZ VERLAG

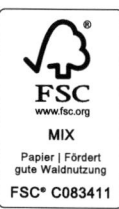

FSC
www.fsc.org

MIX

Papier | Fördert
gute Waldnutzung

FSC® C083411

Zeitfracht Medien GmbH
Ferdinand-Jühlke-Straße 7
99095 Erfurt, Deutschland
produktsicherheit@kolibri360.de